끝나지 않은 아픔

미나마타병

국립중앙도서관 출판시도서목록(CIP)

미나마타병 / 지은이: 하라다 마사즈미 ; 옮긴이: 김양호.
-- 파주 : 한울, 2006
  p. ;   cm

원서명: 水俣病
원저자명: 原田正純
참고문헌수록
ISBN   89-460-3542-0 93510

539.9-KDC4
363.7-DDC21   CIP2006001396

끝나지 않은 아픔

미나마타병

하라다 마사즈미 (原田正純) 지음
김양호 옮김

MINAMATA BYO

by Masazumi Harada

Copyright ⓒ 1972 by Masazumi Harada

Originally published in Japanese by Iwanami Shoten, Publishers, Tokyo, 1972.
This Korean language edition published in 2006 by the Hanul Publishing Group, Seoul
by arrangement with the author c/o Iwanami Shoten, Publishers, Tokyo.

그 후, 미나마타병 사건의 경과 》》》

환성 없는 승리

이 책이 한국어로 번역되는 것을 매우 기쁘게 생각한다. 이 책은 1972년 도에 쓴 것이다. 그로부터 시간이 꽤 경과하였다. 그러나 아직도 많은 사람들이 이 책을 읽고 있다는 것은 이 내용이 아직도 과거의 일로 되어 버리지 않았다는 것을 의미한다. 세월이 흘러 이런 저런 일이 일어났지만, "미나마타병이 끝나지 않았다", "미나마타병 사건의 본질은 변하지 않았 다"고 할 수 있을 것이다.

이 책은 미나마타병 환자가 마침내 인권 회복의 투쟁을 위하여 일어나 칫소를 상대로 하여 재판을 일으킨 무렵(1969년 6월 14일 제소)에서 끝나고 있다. 이 책을 출판한 다음해인 1973년 3월 20일, 제1차 미나마타병 재판 의 판결이 내려졌다. 사이토 지로(齋藤次郎) 재판장은 "주의 의무를 게을리 하지 않았으면 그 폐수가 사람과 동물에 대하여 갖는 위험성에 대하여 예견하는 것이 가능하고 따라서 미나마타병의 발생을 방지할 수 있었거 나 설사 발생하였다 해도 최소한도로 억제할 수가 있었는데도 칫소는 아무런 대책도 세우지 않아 피해를 확대시켰다. 어떠한 공장이라고 해도 그 생산 활동을 통하여 환경을 오염 파괴시켜서는 안 되고 하물며 지역 주민의 생명 · 건강을 침해하고, 이것을 희생시키는 것은 용서할 수 없다" 고 하여 전면적으로 환자 측의 주장을 인정하여 승소하였다. 그리고 환자 1인당 1,600~1,800만 엔의 배상금을 지불하도록 명령하였다. 환자들의 완전한 승리였지만 '만세'나 환호 소리는 들을 수 없었다. 환자를 비롯하여 많은 지원자(支援者)들은 판결에 의해 현실은 아무것도 달라지지 않는다는 것을 이미 알고 있었기 때문이다. 특히 환자와 그 가족은 판결이 끝난데 대한 공허함을 온몸으로 느끼고 있었다. 환자와 그 가족의 투쟁은 결코 끝나지 않았다. "재판으로는 한이 풀리지 않는다"고 생각한 환자들은 판결 후 즉시 도쿄에 가서, 칫소와의 직접 교섭을 하러 본사로 몰려들어갔다. 도쿄 본사에서의 직접 교섭은 3월 22일부터 시작되었다.

그보다 앞서, 본서 『미나마타병』에서 이미 서술한 것과 같이, 미나마타병의 인정이 기각(거부)된 카와모토 테라오 등 환자들이 제기한 행정 불복심사청구에 대하여 1971년 8월 7일, 환경청은 기각처분을 취소하였기때문에 환자들은 미나마타병으로 인정받게 되었다. 인정을 받은 카와모토 테라오를 비롯한 환자들은 칫소와 직접 교섭에 들어갔다. 그러나 칫소는 새로운 인정환자를 구환자와 차별하여 교섭은 진전되지 않았다. 그때문에 동년 11월 1일부터 환자들은 칫소 공장 정문 앞에서 농성을 시작하였다. 그래도 합의는 이루어지지 않았다. 카와모토 씨 등 환자들은 12월 6일부터 도쿄 본사 앞에 가서 농성을 시작하였다. 이 행동으로 인해 전국의 시선이 칫소 본사 앞의 농성에 집중되었다. 지원의 고리는 전국으로 퍼지게 되고 도쿄에서는 1,000명의 대집회가 열렸다. 교섭이 단속적으로 열리는 가운데 농성은 다음해인 1973년까지 1년 이상 계속되었다.

1973년 3월 20일에 역사적인 판결에서 승소한 1차 소송의 환자들이 칫소와의 직접 교섭을 위하여 도쿄로 나왔다. 여기에서 이미 본사 앞에서 농성하고 있던 카와모토 씨 등 자주교섭단과 소송 원고단은 합류하여 칫소와의 직접 교섭을 요구하였다. 환자들을 지원하는 사람들도 더욱 늘어났다. 이들 행동 하나 하나를 매스컴은 연일 보도했다. 칫소 본사는 마침내 영업 불능이 되어 본사에서 도망하였다. 이 투쟁은 격렬한 것이었다. 좁은 복도와 계단에서도 몸싸움이 일어나 쌍방에서 다치는 사람이 나오기도 하고 카와모토 씨가 체포되기도 하였다.

1973년 7월 8일, 환경청 장관이 중재하여 칫소와 환자들은 협정서에 조인하였다. 그 협정서의 내용 중 주된 것은 ① 이후 인정되는 새로운 환자들에 대해서도 판결과 같은 내용의 배상금을 지불할 것 ② 의료비 및 의료 수당, 간병비를 지불할 것 ③ 종신 특별 수당(연금)을 증상에 따라 지불할 것 ④ 의료 기금의 설립 등이었다. 격렬한 환자들의 투쟁과 전국적인 지원에 의해 재판의 판결 이상의 성과를 손에 넣을 수 있었다. 그것은 판결에 의해 칫소의 책임이 인정되었기 때문이기도 하다. 그것으로 환자의 구제의 길이 열린 것처럼 보였다. 그러나 그 길은 멀고도 멀었다. 그것을 막아서서 방해한 것은 인정제도와 그것을 뒷받침하고 있는 의학이었다.

만성 미나마타병

초기에 미나마타병으로 진단된 환자는 너무나도 중증인 사람뿐이었다. 그러나 통상 병은 중증인 사람부터 경증인 사람까지 여러 정도의 환자가 있는 것이 보통이다. 또한 시라누이 해 연안에 살아, 메틸수은에 오염된 어패류를 먹고 오염되었다고 생각되는 사람은 확실히 20만 명 이상이었다. 따라서 초기에 공식적으로 인정된 중증환자 외에도 다양한 정도의 환자가 있어야 당연했다. 사실 나는 환자 가족에게서 여러 가지 미나마타병으로 보이는 신경증상을 확인했고, 확실히 오염된 것이 명백한 태아성 미나마타병 환자의 어머니들에게 가벼운 신경증상을 확인하고 있었다. 또 앞서 서술한 카와모토 씨의 기각 취소를 요구한 수속(행정 불복 심사청구)에서도, 인정되지 않은 환자가 존재한다는 것이 공적으로도 인정된 것이 되었다. 그러나 심사위원회는 "증거가 없다"며 이들 환자를 미나마타병으로 인정하지 않았다. 확실히 두발이나 혈액 속에서 고농도의 수은이 검출되면 증거가 되어 진단에 어려움은 없다. 그러나 대부분의 오염 주민은 발병 당시의 그와 같은 데이터를 가지고 있지 않았다. 그것은 초기에 원인을 몰라 수은을 측정하지 않았기 때문이다. 그것은 환자들의 책임이 아니다. 따라서 어디에 거주하고 어떤 일을 하고 어떻게 살았는지 가족에게 미나마타병이 있었는지 등의 상황 증거를 모을 수밖에 없다.

또한 인정이 곤란하게 된 이유의 하나로 증상의 변화가 있었다. 만성기에 들어가면서 증상은 초기의 환자와 같이 급성적으로 발증하는 것이 아니라, 수년에 걸쳐 완만하게 증상이 발증하는 타입으로 변화하여 왔다. 또 연령이 더해감에 따라 미나마타병의 증상이 다른 증상에 숨겨져 찾기 힘들게 되거나, 증상이 다 갖추어지지 않아 교과서적인 전형적 증상을 나타내고 있지 않는 등 진단을 곤란하게 하였다. 그러나 오염의 상황으로부터 앞의 정황증거(역학적 조건)를 참고한다면 진단은 그렇게 곤란한 것만은 아니었다.

1970년대에 들어서서, 스스로 미나마타병이 아닐까 하고 생각하면서도 감추고 있었던 환자들이 스스로 미나마타병의 검진을 받게끔 되었다. 이 무렵, 우리들은 젊은 의사, 학생, 지원해 주는 사람들, 환자가족과 함께 시라누이 해 일대의 이 마을 저 마을을 걸어 다니며, 환자 발굴을 시작하였다. 재판의 판결과 행정 불복, 자주교섭 이래의 여러 가지 미나마타병을 둘러싼 운동으로 쿠마모토 현도 움직여서, 원인 규명 후 10년째가 되어서야 처음으로 오염 주민의 건강조사를 시작하였다. 원인은 시라누이 해의 어패류라는 것이 밝혀진 시점에서 오염된 20만여 주민의 검진을 실시했어야 했다. 그러나 현은 설문 조사와 두발수은분석을 일부 실시하였으나, 그 결과도 살리지 못하고 종식 선언을 해버렸다. 그것이 오늘날 해야 할 일을 아직도 못하게 하는 원인의 하나가 되었다. 본서『미나마타병』에서는 주민 검진이 진행 중이었다.

현의 주민 일제검진과는 별도로 쿠마모토 대학 의학부 제2차 미나마타병 연구반도 주민의 건강조사를 통하여 오염이 인체에 미치는 영향에 대하여 밝히려는 노력을 하고 있었다. 그런데 대조지역(control)으로 선택한 아리아케(有明)라는 어촌에서 미나마타병과 같은 증상을 가진 환자가 있다는 것이 밝혀졌다. 1973년 5월 22일, 이 환자의 발견이 매스컴에 의해 '제3의 미나마타병'이라고 보도되어 전국이 수은에 대하여 패닉 상태가 되었다. 일본 각지에서 수은에 의한 오염조사가 시작되고 그 결과, 몇 군데의 장소에서 수은 오염이 발견되었다. 그러나 오염 사실이 밝혀졌음에도 불구하고 결국 제3의 미나마타병 환자의 발생은 부정되고 말았다. 제3의 미나마타병이 부정된 배경에는 이 이상 환자를 늘려서는 안 되는 이유가 있었다. 시라누이(不知火) 해 연안의 미나마타병 환자의 급증은 칫소와 행정당국의 예상을 훌쩍 넘어서고 있었다. 예를 들면, 1970년까지 인정 환자 수는 121명이었지만, 1973년까지의 3년 사이에 새롭게 600명 가까운 환자가 인정되었다. 게다가 앞의 칫소와 환자 간에 체결된 협정서에 의해 새로운 인정환자에게도 1,600만 엔 내지 1,800만 엔의 보상금과 의료비, 연금을 지불하지 않으면 안 되게 되었다. 이 때문에 칫소는 사실상 도산하고, 쿠마모토 현이 차입금으로 변제하였던 것이다. 즉, 이 이상 환자를 늘려서는 안 될 사정이었던 것이다.

연이은 미나마타병 재판

제1차 재판판결 후, 인정신청자가 급속하게 증가하였다. 그 수는 천명을 돌파하여, 신청에서 판정까지 10년 이상 걸리는 비정상적 사태가 되었다. 견딜 수 없게 된 환자들은 1974년 12월, 쿠마모토 현에 대하여 인정업무가 지연되는 것은 위법이라는 확인소송을 일으켰다. 그 판결은 1976년 12월에 내려졌다. 즉, 인정이 늦어지면 행정의 책임이라고 판정하였다. 그럼에도 불구하고 인정업무는 느릿느릿하게 진행될 뿐이었다. 1976년 시점에서 미처분자 수는 3,000명에 달하고 있었다. 그 때문에 환경청은 1977년 7월, 인정기준을 개정하여 기준을 엄격하게(좁게) 하고 기준에 맞추어 처분을 신속하게 하였다. 그 결과, 1978년 이래 기각자는 급격히 증가됐다. 1978년부터 1980년의 3년 사이에 약 2,000명이 기각되었다.

기각 환자 13명과 사망환자 1명이 미나마타병이라고 확인해 줄 것을 요구하며 손해배상을 청구한 재판에서 쿠마모토 지방법원은 1979년 3월 28일, 13명 중 11명, 그리고, 사망자 1명을 미나마타병이라고 확인하였다. 또 1978년 11월 8일, 인정을 기각당한 환자 4명이 기각 취소의 재판도 제기하였다. 지방법원에서는 4명을 미나마타병이라고 인정하여 승소하였으나, 고등법원에서는 3명이 소송을 취하하고, 한사람만이 대법원까지 가서 미나마타병이라고 인정받았다. 그러나 그것은 1997년 3월 11일의 일로 약 20년의 세월이 경과하였다. 이는 행정이 책임을 계속 미루어, 환자를 괴롭힌 것밖에 되지 않는다.

1980년 5월 21일, 기각된 환자들이 제3차 미나마타병 재판을 쿠마모토 지방법원에서 일으켰다. 이 재판의 원고는 점점 증가하여 최종적으로는 1진에서 16진까지 1,362명이라고 하는 매머드 재판이 된다. 이 재판의 큰 쟁점은 원고들이 피해자(미나마타병)인지 아닌지 하는 것이었다. 또한 이 재판에서는 국가·현에 책임이 있었는지가 쟁점이 되었다. 재판은 쿠마모토 지방법원만이 아니라 각지로 퍼져 나갔다. 1982년 10월 28일에는 칸사이(関西) 소송(오오사카)이, 1984년 5월 2일에는 도쿄 소송이, 1985년 11월 28일에는 교토(京都) 소송이, 1988년 2월 19일에는 후쿠오카(福岡) 소송이 벌어졌다. 마침내 원고의 수는 2,000명에 달하였다. 이 원고들은 이전에 시라누이 해 연안에 살았고 어패류를 많이 먹어 오염이 되었으나, 그 상태로 도망가듯이 도회지로 이주한 사람들이었다. 당시부터 몇 가지 증상이 있으면서도 통원치료 하면서 생활을 위해서 필사적으로 일해왔다. 고향을 떠나 도회지에서는 미나마타병의 정보도 적고 자신의 병을 미나마타병이 아닐까 의심하면서도 편견과 차별이 두려워 참아온 사람들이었다. 인정신청을 하여도 기각된 그들은 긴 세월 도회지의 한쪽 구석에 버려져 있었다. 이처럼 이중으로 버려져 있던 그들이 드디어 일어섰던 것이다.

이들 재판에서 1995년까지 일곱 개 판결이 내려졌다. 미나마타병인지 아닌지의 쟁점에 대해서는 완전히 환자 측이 승소했다. 즉, 최고 100%에서 최저 65.5%(평균 86.0%)의 원고를 미나마타병이라고 법원은 인정하였다. 이것은 전문가인 심사위원회가 "미나마타병이 아니다"라고 한 사람 중 평균 86%나 미나마타병의 가능성이 높아 구제 대상이 된다는 사법 판단이다. 그리하여, 미나마타병 심사위원회가 구제의 역할을 수행하지 않았다는 것이 밝혀졌다. 게다가 판결에서는 인정기준과 인정 방법이 틀렸다고 지적되기까지 했지만, 행정도 위원들도 "재판관은 비전문가다. 우리들은 의학적으로는 틀리지 않았다"라는 자세를 고수했다.

더욱이 행정책임에 대해서는 쿠마모토 지방법원의 1진, 2진 판결, 쿄토 지방법원, 오오사카 고등법원의 판결이 "책임 있음"이라고 인정하였다. 그러나 도쿄 지방법원, 오오사카 지방법원은 행정 책임을 인정하지 않았다. 국가·현은 패배하여도 항소하여 결론을 연장시켰다. 환자는 고령화되어 평균연령은 70세를 넘었다. "살아있는 동안에 구제를"이라는 환자의 비통한 목소리를 배경으로 법원은 양자에게 화해를 권고했다. 1995년 9월, 환자단체는 마침내 칫소·국가·현과 화해했다. 미나마타병 여부와 행정책임이 애매한 채로 된 화해는 환자로서는 쓰라린 선택이었다. 그 내용은 일정 조건을 충족시킨 환자(오염의 증거와 사지말단의 감각장애가 있을 것) 1인당 일시금 260만 엔, 의료수첩을 배포하여 의료비, 요양수당을 지급할 것, 조건을 충족시키지 않지만 오염지역에 살아 어떠한 신경증상을 가지고 있는 환자에게는 보건수첩을 교부하여 일정의 의료비를 지급할 것, 환자단체나 변호단에 대하여 화해금을 지불할 것 등이 주된 내용이었다.

1966년 1월부터 5월 사이에 많은 환자가 화해하여 재판을 취하하였다. 유일하게, 칸사이(関西) 소송(오오사카 지방법원)만이 화해를 거부하여 재판을 계속했다. 2001년 4월 27일, 오오사카 고등법원은 국가·현에게 책임이 있다는 판결을 내렸다. 그러나 국가·현은 대법원에 상고를 함으로써 또 책임을 뒤로 미루었다. 관료는 바뀌어도 환자는 죽을 때까지 바뀌지 않는다. 행정은 원고가 죽을 때를 기다린다고밖에 생각할 수 없었다.

2003년 1월 당시, 인정환자는 2,265명으로 약 반수는 이미 사망하였다. 화해로 일시금을 받은 사람은 10,353명, 그 중 사망자를 빼고 의료수첩을 교부받은 사람은 9,656명이었다. 보건수첩을 교부 받은 사람은 1,187명이었다. 행정은 이들 환자를 미나마타병이라고는 인정하고 있지 않다. 그럼 시라누이 해 연안에 살아 이와 같은 신경증상을 가진 환자들은 미나마타병이 아니라고 하면 도대체 무슨 병이란 말인가?

미나마타병 사건은 인류가 일으킨 20세기 최대의 부정적 유산의 하나이다. 미나마타병으로부터 교훈을 배우려고 한다면 더욱 연구를 계속하지 않으면 안 된다. 미나마타병 사건은 거울이다. 거기에는 이 나라의 정치 및 행정의 존재방식, 연구 및 의료·복지의 존재방식, 기업의 존재방식 그리고 우리들의 사는 모습까지 잔혹하게 투영되고 있는 것이다.

그 후, 1985년에 같은 이와나미 신서(岩波新書)에서 『미나마타병은 끝나지 않았다』라는 속편을 출판하였다. 이 두 번째 책의 출판으로부터도 이미 20년이 경과하였다. 그 책에서 내가 호소하고 싶었던 것은 책제목처럼 "미나마타병은 끝나지 않았다"고 하는 것이었다. 유감스럽게도 현재 여전히 나는 "미나마타병은 끝나지 않았다"고 반복하여 말하지 않으면 안 된다. 그것은 행정과 사회에 문제가 있다는 것은 물론이거니와, 이와 같은 사건은 한 번 일어나버리면 해결은 있을 수 없다는 것을 보여주는 것이다. 그런 의미에서는 30년 이상이나 경과한 책이지만 현재에도 많은 사람들에게 호소할 내용을 충분히 갖고 있다고 믿고 있다.

나아가 1995년의 화해 이래, 미나마타병 문제는 해결된 것 같은 분위기 속에서, 2004년 10월, 화해를 거부하고 재판을 계속하고 있던 칸사이(関西) 소송에 대하여 대법원은 국가·현의 책임을 인정하고, 미나마타병을 더욱 더 광범위하게 인정하는 판결을 내렸다. 이것에 의해 지금까지 숨겨져 있던 환자가 새롭게 인정신청을 하였다. 그 수는 2006년 3월 현재, 3,700 명에 달하였다. 또한 1,000명 규모의 새로운 재판이 시작되고 있다. 실로 미나마타병은 끝나지 않은 것이다.

그와 같은 새로운 미나마타병 사건의 전개 속에서, 올해는 미나마타병의 공식인정 50년이 되는 해이다. 이와 같은 때, 이 책이 한국어로 번역된다는 것은 매우 의미 있고 기쁜 일이다. 번역자인 울산 의대 김양호 교수는 나의 오랜 학우(学友)이며, 마음이 따뜻하고, 뛰어난 연구자이다. 마음으로부터 모든 관계자에게 감사드린다.

미나마타병은 아직도 끝나지 않았다 〉〉〉

내가 처음으로 미나마타병(水俣病)과 관계를 갖게 된 것은 1960년이다. 실은 그보다 한 해 전인 1959년 11월, NHK TV 프로그램 「일본의 실상」 에서 미나마타병 환자의 영상을 보고 크게 충격을 받은 적이 있지만, 그 때는 미나마타병이 그 후 나와 어떻게 깊은 관계를 갖게 될지는 전혀 생각지 못했다. 나는 학생시절부터 정신과를 희망하였으므로, 1960년 쿠마모토(熊本) 대학 의대 신경정신과의 미야가와 쿠헤이타(宮川九平太) 교수 밑에서 공부하게 된 것을 매우 기쁘게 생각하고 있었다.

나중에 자세히 말하겠지만, 당시 쿠마모토 대학은 신경정신과 교실뿐만 아니라, 다른 많은 교실이 미나마타병의 원인 규명에 임하고 있던 때였다. 그 무렵은, 이미 다른 많은 교실이 미나마타병의 원인을 수은으로 압축하고 있던 때였는데, 미야가와(宮川) 교수만 혼자서 탈륨설을 주장하고 있었다. 아는 친구가 탈륨설은 고립된 학설이니까 그 교실에 들어가도 박사학위는 받을 수 없을 거라고 충고해 준 일도 있었다. 나는 특별히 미나마타병을 전문으로 할 생각도 아니었고 박사학위에는 별로 관심이 없었으므로 미야가와(宮川) 교수 밑으로 들어갔다. 그런데, 임상과인 신경정신과에 들어갔는데 한참을 지나도 환자는 진찰하게 하지 않고 매일 미꾸라지(묽은 탈륨 용액 속에서 사육하고 있었던)의 물 갈아주기, 닭, 토끼 및 쥐에게 먹이주기 등이 일과여서 맥이 빠졌다. 먹이를 준다고 하더라도, 그 먹이 만들기가 간단한 것이 아니었다. 미나마타(水俣)에서 가져온 조개를 선별하여 건조시킨 후 분말로 만들고, 그 분량을 재서 쌀가루와 섞어

경단을 만든다. 또, 미꾸라지도 같은 방법으로 건조시켜 분말을 만들어 사료로 이용하기 위하여 경단을 만들기 때문에, 하루 종일 걸리곤 했다. 정작 중요한 실험 결과가 어떻게 진행되고 있는지는 전혀 모르면서 매일 매일 같은 일을 하고 있었다. 그래도, 마음이 맞는 선배와 친구가 있었으므로 꽤 즐거웠다.

그런데 미야가와(宮川) 교수는 지병이던 만성 담낭염의 합병증으로 복막염을 일으켜 너무나 어이없이 1960년 9월에 돌아가셨다. 혼수상태에 들어가기 직전 마지막 의식이 남아 있을 때, "미나마타병을 끝까지 연구하라"고 하셨던 말씀은 언제까지나 마음속 깊은 곳에 선명하게 남아 있다. 돌이켜 보면, 미야가와(宮川) 교수는 같은 해 4월의 일본 정신신경학회 심포지엄 '미나마타병'의 준비 및 실험으로 무리한 것이 화근이 되었으므로 간접적으로는 미나마타병에 의한 희생자의 한사람이었다고 할 수 있다. 하지만 무심하게도 당시 우리들은 미나마타병을 둘러싸고 어떤 일이 주위에서 일어나고 있는지 무관심했고, 미나마타(水俣)라고 하는 장소가 어떤 장소이고 미나마타병이 어떤 증상을 나타내는지를 알려고 하지도 않았다.

1961년 4월에, 도쿄(東京)에서 미야가와(宮川) 교수의 후임으로 타테츠 세이쥰(立津政順) 교수가 부임해 오셨다. 타테츠(立津) 교수는 도쿄(東京) 대학 졸업 후, 도쿄 도립(都立) 마츠자와(松沢) 병원에서 일본뇌염, 정신분열병, 필로폰 중독후유증 등에 관하여 훌륭한 업적을 남기셨고, 뇌병리학이 전문이며 그 임상적 진단도 초일류라는 소문이 있었다. 그러므로 타테츠(立津) 교수는 미나마타병의 뇌병리적 측면에서, 심하게 뇌가 손상되었다면 일본뇌염의 예에서 유추하여 볼 수 있듯이 여러 가지 정신증상이 나타날 것이라고 생각하는 것 같았다. 그래서 한 번 환자를 진찰해 보고 싶다고 하였고 우리들도 좋은 기회라고만 생각하여 뒤를 졸졸 따라 미나마타에 갔다. 이것이 미나마타병 환자들과 나와의 첫 만남이었다.

먼지투성이인 국도에서 버스를 내려, 좁은 내리막길을 내려가다 맞닿는 곳에 유도(湯堂)가 있었다. 이곳은 미나마타병 다발지역 중 한 곳이다. 우리들은 유도(湯堂)의 공민관(마을회관 – 역자주)에서 진찰을 시작했는데 그 증상이 심하고 다양한 것에 놀랐다. 이것이 1961년 7월의 일이었다. 나는 그 이후 수없이 유도(湯堂)를 비롯하여 미나마타 해변 각지를 방문하게 되었고, 결국 미나마타는 나로서는 일생을 통하여 뗄래야 뗄 수 없는 곳이 되었던 것이다. 그것은 단순히 감상적인 추억의 땅으로서가 아니다. 미나마타는 의학을 하나의 직업으로 선택한 나를 고발하고 나의 눈을 뜨게 해준 곳이었다.

미나마타병은 이제 세계적이 되었고, 일본에서 그 이름을 모르는 사람이 없을 정도가 되었다. 미나마타병은 공해의 원점이라고도 한다. 미나마타병에 대해 보다 잘 알고 오늘날 우리들을 둘러싼 많은 미해결 문제점을 생각하기 위해서라도, 지금 다시 한 번 미나마타병의 역사를 돌아보지 않으면 안 된다. 그러기 위하여 암중모색을 하며 걸어온 나 자신과 미나마타병과의 관계를 이야기해 보고자 한다. 이는 '의학이란 무엇인가'를 생각하는 데 있어서 조그마한 재료를 제공하는 것이라고도 생각된다.

1972년 10월
저자

차례 〉〉〉

▌표 차례

▌그림 차례

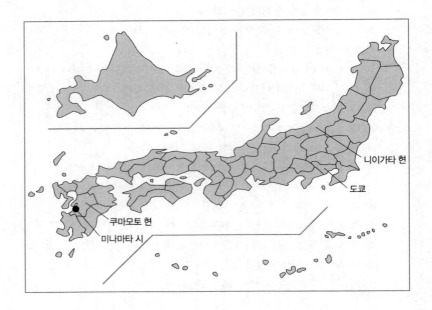

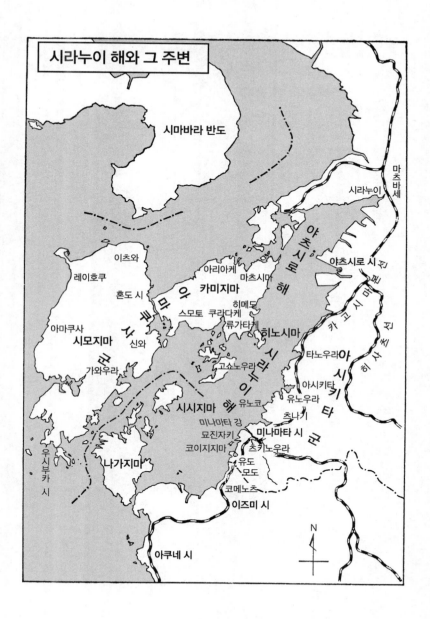

시라누이 해와 그 주변

시마바라 반도

마츠바세

시라누이

야츠시로 해

야츠시로 시

이츠와

레이호쿠

아리아케

마츠시마

카미지마

혼도 시

히메도

스모토 쿠라다케

류가타케

히노시마

아마쿠사

시모지마 군

신와

타노우라

아시키타 군

가와우라

고쇼노우라

아시키타

시라누이 해

유노우라

시시지마

유노코

치나기

미나마타 강

묘진자키

미나마타 시

코이지마

츠키노우라

우시부카 시

나가지마

유도

모도

코메노츠

이즈미 시

아쿠네 시

N

I. 미나마타병의 발생

미나마타(水俣) 만(灣)을 나서면 시라누이(不知火) 해(海)이다. 고기잡이를 하는 어민

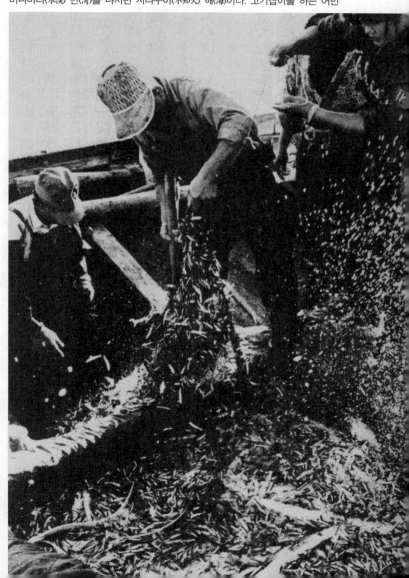

괴질의 발견

첫 환자

1956년 4월 21일, 5세 11개월 된 여자아이가 보행장애, 언어장애, 나아가 미친 듯이 소란을 피우는 등의 뇌증상을 주소로 하여, 칫소[1964년까지 신일본질소주식회사(新日本窒素株式会社)였음. 칫소는 질소(窒素)의 일본 발음 - 역자 주] 미나마타(水俣)공장 부속병원[호소카와 하지메(細川一)원장] 소아과에서 진찰을 받았다. 그 환자는 이틀 뒤인 23일에 입원하였다. 아이가 입원한 그날, 연이어 동생인 2살 11개월이 된 여자아이가 보행장애와 수족운동장애, 무릎 및 손가락의 통증을 호소하여 언니와 같은 상태로 4월 29일 같은 소아과에서 진찰을 받고 입원하였다.

이 두 자매의 어머니에 의해 이웃집에도 같은 증세를 보이는 여자아이가 있다는 놀라운 사실이 알려졌다. 이웃의 여자아이는 5살 4개월로, 4월 28일에 보행장애, 언어장애, 손 운동장애 등 같은 증세를 일으키고 있었다. 놀란 의사들은 부속병원의 내과, 소아과 합동으로 왕진을 나가 조사를 벌인 결과 그 외의 다수의 환자를 발견하고 8명을 입원시켰다. 호소카와(細川) 원장은 1956년 5월 1일, "원인불명의 중추신경질환이 다발하고 있다"고 미나마타 보건소[이토 하수오(伊藤蓮雄) 소장]에 정식으로 보고하였다. 5월 1일, 바로 이날이 미나마타병(水俣病)을 공식적으로 발견한 날이다.

최초로 공식적인 환자가 발생한 장소는 미나마타 만 해안 깊숙이 후미진 곳으로 몇 채의 집이 서로 기대고 있는 것처럼 모여 있는 곳이었다. 그 후미진 곳 중에서도 제일 깊숙한 데에 타나카 요시미츠(田中義光) 씨의 집이 있다. 이 집의 넷째, 다섯째 딸이 환자였다. 이 집의 창밖으로 보이는 코이지지마[戀路島: '지마' 또는 '시마'는 섬(島)을 의미 – 역자주]는 울창한 소나무에 둘러싸여 그대로 한 폭의 그림 같았다. 만조 시에는 창밖으로 낚싯줄을 던지면 생선을 낚을 수 있었다. 바로 옆의 에고시타(江郷下) 씨의 집도 그 후미진 곳에 나란히 있어 마치 수상생활을 하는 이웃 같았다. 이 집의 딸아이가 세 번째로 발병하였으며 그 후 나머지 가족이 계속 발병하여 말 그대로 일가족 전원이 미나마타병에 이환되었다.

환자의 증상

당시 의사의 기록을 좀 자세히 보기로 하자.

"타○시○코, 만 5세 11개월. 1956년 3월 하순, 하루 동안 열이 난 적이 있다. 그 후 밥을 먹을 때에 젓가락을 잘 사용할 수 없고, 음식을 흘리게 되었다. 또 신발을 제대로 신을 수 없었다. 4월 14일경부터 비틀비틀 걷는 것이 두드러졌다. 4월 17일부터는 말을 잘 못하게 되고, 음식물이 목에 걸리게 되고, 밤에는 기분이 나빠져 잘 수 없게 되고, 점점 미친 듯이 소란을 피웠다. 4월 21일, 부속병원 수진시의 소견을 보면, 체격은 보통. 영양불량. 얼굴은 치매상태로, 늘 미친 듯이 소리친다. 동공이 조금 커지고, 혀의 건조, 기타 내과적인 이상은 확인되지 않음. 4월 23일 입원. 사지의 운동장애가 심해졌다. 4월 26일, 상하지의 건반사가 항진되고, 병적인 반사가 나타나고 불면이 계속되며, 때때로 전신에 강직성 경련이 나타나고, 혀를 깨물어 피가 흐른다. 5월 2일, 전신 강직성 경련이 빈발하고, 땀이 많이 나고, 사지근은 경직됨. 5월 28일, 눈이 보이지 않게 되고, 전신 경련은 점점 빈발하게 되고, 자극에 대한 반응이 전혀 없어지고, 손발이 휘어지고, 변형이 심하다."

"타○지○코, 만 2세 11개월. 1956년 4월 23일, 다리가 후들거리고, 걸음걸이가 부자유스럽게 되고, 손 운동이 힘들어졌다. 동시에 말이 뚜렷하지 않게 되고, 오른쪽 무릎, 오른 손가락의 통증을 호소했다. 5월 7일, 일어설 수는 있지만 보행은 완전 불가능. 악력도 약해지고, 음식물을 입에 넣어줘도 씹지 못하고, 가벼운 연하곤란이 있고, 발음장애가 심해지고, 들을 수 없게 되고, 목을 가눌 수도 없게 되었다. 5월 8일, 전혀 식사를 하지 못했다. 불면. 5월 10일, 전혀 물건을 잡을 수도 없게 되었다. 5월 14일, 씹고 넘기는 기능은 좋아진 것 같으나, 말은 전혀 하지 못했다."

"에○시타○코, 만 5세 4개월. 1956년 4월 28일경부터 걷는 것이 비틀비틀하여 부자연스럽게 되고, 말이 점점 불명료해지고, 물건을 쥘 수 없게 되었다. 5월 8일 초진. 실조성(ataxic) 보행장애. 5월 9일, 물을 마시게 하면 자주 흘리게 되고, 사레가 들렸다. 5월 10일에는 서지 못하게 되고, 16일에는 아무것도 쥘 수 없게 되었다. 17일에는 전혀 목으로 삼키지 못하고 사지가 경직되어 왔다. 21일에는 폐렴이 생기고 경련이 빈발했다. 전신경련이 심하고 몸이 변형되고 의식을 잃었다. 23일 사망."

이와 같이 담담하고 간결하게 쓰여 있지만, 당시의 의사에 의해 쓰인 이 기록은 병의 무서움을 너무도 잘 말해주고 있다. 이런 사건이 이웃에서 일어났다는 것에 놀랐지만, 이 마지막 환자의 집에서는 또 11살 8개월인 남자아이가 5월 8일 발병. 그 모친이 5월 16일 발병. 게다가, 동생인 8살 7개월 된 아이가 6월 4일 발병하였다.

이 당시는 문제가 되지 않았던 부친과 다른 형제들도 처음부터 여러 가지 자각 증상을 보이고 있었고, 그 후 1971년에 우리가 실시한 조사에서 지각장애, 시야협착, 협조운동장애가 확인되어 일가 전원이 메틸수은의 영향을 받고 있다는 것이 밝혀졌다. 같은 것을 먹었기 때문에 당연한 일이겠지만 이것이 환경오염에 의한 중독의 무서움이다.

괴질 대책 위원회의 발족

이와 같은 괴질이 집단 발생하자 5월 28일, 미나마타 시 의사회와 보건소, 칫소 부속병원, 미나마타 시립병원, 시청 등 5개 단체가 모여 미나마타 괴질 대책위원회를 발족하였다. 위원회는 환자가 지역적으로 국한되어 다발하고 있다는 점에서, 일단 전염병을 의심하고, 환자 격리, 소독을 실시하고, 한편으로는 원인을 규명하기 위하여 독자적이고 면밀한 역학적 조사를 시작하였다. 가장 먼저 발견된 것은 어린이들뿐이었으므로 소아마비라고도 의심하였지만, 차츰 어른 환자도 발생되고 있다는 것이 확인되었다. 칫소 부속병원의 호소카와(細川) 원장은 이들 환자를 보면서 마음에 집히는 것이 있었다. 그것은 최근 2, 3년 동안 원인 불명의 신경 질환 환자를 진찰한 적이 있었다는 것이다. 부속병원에도 2명의 환자가 입원하여 이미 사망하였다.

한 사람은 칫소 미나마타 공장 창고 담당인 49세의 남자이다. 당시 의사의 기록에 의하면, 1954년 6월 14일경부터 손과 상지에 저린 느낌이 있었고, 머리가 띵하고, 어지럼증이 있고, 6월 28일부터는 저린 느낌이 심해져 입술까지 저리게 되었다. 사지의 운동장애, 특히 보행장애와 언어장애, 시력장애가 나타나고, 7월 5일부터는 저린 감이 전신에 퍼짐과 동시에 난청이 생겼다. 언어장애, 운동장애의 특징은 소뇌성의 비틀거리는 보행(실조성)이다. 안과적으로는 구심성 시야협착을 확인하였다. 7월 14일부터는 증상이 심해지고, 울다가 웃다가 하며 미친 듯이 소란 피우게 되고, 연하장애도 확인되었으며, 7월 24에 발열, 의식이 혼탁해져 8월 6일에 사망하였다.

다른 한 예는 농업에 종사하는 42세의 여자. 1955년 8월경부터 사지에 저림이 나타나고, 점점 언어장애, 보행장애, 시력장애, 난청 등이 확인되어 10월 24일에 입원하였다. 언어장애, 운동장애가 현저하고, 보행은 전혀 불가능하였다. 여러 가지 검사를 하였지만 증상은 점점 악화되어, 그 해 11월 18일에는 의식을 잃고, 다음날 열이 났다. 11월 22일 사망.

이들 두 명의 환자의 증상 기록을 재검토해 보고 호소카와(細川) 원장은 이 두 사람도 미나마타에서 지금 다수 발생하고 있는 것과 같은 원인불명의 괴질이라고 짐작하였다.

'공식적 발견' 이전의 환자들

호소카와(細川) 원장에 의해 괴질발생 연도는 1954년까지 거슬러 올라가지만, 공식적 발견(1956년 5월1일) 이전에 발병하였기 때문에 다른 병명으로 치료하고 있던 하마모토(浜元) 씨의 경우를 보자.

하마모토 츠기노리(浜元二德) (19세). 1955년 7월 상순경부터, 손, 입이 저리기 시작하고, 떨림이 나타났다. 그래도 부모를 따라 어업을 하고 있었지만, 8월이 되어 친구인 N군(21세)과 둘이서 철도선로를 넘어서 바다 쪽으로 나가려고 할 때 선로의 침목에 걸려 넘어졌다. 늘 다녀서 익숙한 길인데도 몇 번이고 넘어져서 이상하다고 중얼거리니까, N군이 자기도 요즈음 몸 상태가 이상하다고 했다. 둘이서 병원에 갔다. 병원에서는 두 사람 모두 영양실조증상으로 피로가 쌓여 그러니까 "맛있는 것을 먹어 영양을 보충하라"고 했다. 두 사람은 영양 상태를 보충하기 위하여 더 많은 (오염된) 생선을 먹었다. 그 후로도 몸 상태는 좋아지지 않았고 증상이 진행되었다. 점점 더 생선을 많이 먹었으므로 당연한 일이었다. 병원을 전전하였지만, 어디서나 같은 진단이었다. 마침내 가까운 단골의사의 소개로 8월 20일경, 100㎞ 떨어진 쿠마모토(熊本) 대학 부속병원

제1내과[가츠키(勝木) 교수]에게 검사를 받기 위하여 입원하였다. 쿠마모토 대학 부속병원으로 옮기고 나서, 아마도 생선을 섭취하지 못해서 그랬겠지만, 증상이 일시적으로 좋아졌다. 치료로서는 당시 황산아트로핀과 비타민B₁, B₆ 등을 투여 받은 것 같았다. 이 두 사람은 고기잡이를 할 때에 쓰는 아세틸렌 중독에 의한 다발성 말초신경염으로 일단 진단 받고, 20일 후에 돌아갔다. 돌아갈 때에 의사로부터도 영양가 있는 것을 먹도록 지시 받았기 때문에 영양가 있는 것이라고 하면 생선밖에 모르는 그들은, 더욱더 미나마타 만에서 풍부하게 잡히는 신선한 생선(실은 독이 든 생선)을 많이 먹었던 것이다.

어부인 K씨의 경우도 마찬가지였다. 1954년 6월 17일, 자전거를 타다가 넘어지고 나서, 말이 어둔해지고 떨리는 증상이 진행되었기 때문에, 7월1일부터 8월31일까지 쿠마모토 대학 부속병원 신경과에 입원하였다. 소뇌실조증이라는 진단이 내려졌다. 잠시 퇴원하였지만, 그 후 증상이 다시 악화되어 1955년 4월 13일부터 5월 1일까지 재입원하였다. 그러나 증상은 조금도 좋아지지 않아 그대로 퇴원하였다. 그리고 5월 15일에 사망하였다.

쿠마모토 대학 부속병원의 진료기록부에서 지금도 이처럼 미나마타병이었던 사람을 확인할 수 있으나 당시 미나마타 지역에서 소뇌실조증, 알코올 중독, 뇌매독, 뇌출혈 등의 병명으로 사망한 사람 중에 어느 정도 미나마타병 환자가 있었는지 지금은 확인할 길이 없다. 이런 사람들이 당시의 미나마타병 사망자의 조사에서 왜 확인되지 않았는지, 당시의 상황을 모르는 사람은 이상하게 생각할 것이다. 이 때 찾아낸 사람의 대부분이 '숨기고 있었는데, 어쩔 수 없이 발각된' 사람들이라는, 미나마타병 발견 당시 미나마타의 사회적인 배경을 알아야 이해할 수 있다. 이제 와서 당시에 '미나마타병'이라고 진단하지 못한 것을 추궁해 봐야 어쩔 수 없는 일이다. 그러나 의사로서는 늘 주의 깊게 환자의 생활환경의 이번에 신경을 쓰지 않으면 안 된다는 교훈을 소중히 여겨야 한다.

　예를 들면 하마모토군의 집에도, N군의 집에도, 그 이전 1952, 3년경부터 기르던 고양이가 기묘하게 죽었고, K씨의 집에서도 그랬다. 그들의 집 바로 아래 바다에서는 나중에 서술하듯이, 여러 가지 이변이 일어나고 있었다(1954년 여름, 미나마타 시 위생과에는 "고양이가 간질에 걸려 죽어 쥐가 많아졌으니까 뭔가 조치를 취해 달라"고 하는 이상한 진정이 들어왔던 것이다). 병을 진단하는 데 있어서, 그 배경까지 꿰뚫는 통찰력이 얼마나 필요한지 새삼 느끼게 된다.

환경오염은 진행되고 있었다

칫소에 의한 오염의 역사

소위 공해에 의한 인간의 발병은 결코 돌발적으로 일어나지 않는다. 그 전에 장기간에 걸친 환경의 이변이 선행한다. 미나마타의 경우에도 그렇게 말할 수 있다. 여기서도 멀게는 1925, 6년경부터 이미 어업 피해가 나타나고 있었다. 이 오염의 원흉이 '칫소'(당시 日窒)라는 것은 지금은 숨길래야 숨길 수 없는 사실이 되었다.

미나마타는 마치 칫소라는 영주(領主)에 종속되어 있는 마을과 같다. 이 미나마타에 군림하는 '영주'인 칫소, 즉 신일본 질소비료 주식회사는 미나마타가 발상지이다. 1908년에 일본 카바이드 상회(商會)가 설립되고 미나마타공장이 완성되었다. 같은 해, 소기(曾木)전기와 일본 카바이드상회를 합병하여 회사 이름도 일본 질소비료 주식회사로 바꾸었다. 1909년에는 카바이드를 원료로 공기 중의 질소를 흡수 화합시켜 질소 비료를 만드는 석회질소의 특허를 독일로부터 사들여 본격적인 전기화학공업으로 발전해 갔다.

그 후, 화학공업의 발전에 동반하여 규모는 점점 커지고, 암모니아 합성, 카바이드에서 아세틸렌, 더 나아가 아세트알데히드를 거쳐, 합성

초산제조, 아세틸렌에서 염화비닐수지의 생산, 아세트알데히드에서 옥틸 알코올 합성 등, 전쟁 전후를 통하여 항상 일본에서 최상의 지위를 유지해 온 것이 이 칫소 미나마타공장이었던 것이다. 따라서 이와 같은 화학공장 에는 꼭 있기 마련인 공장 폐수에 의한 환경오염의 역사도 오래되었다. 즉, 1925, 6년경부터 어업조합으로부터 보상요구를 받았다. 이 때 칫소는 "영구히 진정을 하지 않겠다"는 조건으로, 위로금 1,500엔을 지불하였다.

1943년에 어업 피해 문제가 다시 불붙어, 회사와 어업조합 사이에 다시 보상계약을 체결하였다. 그 주된 내용의 하나는, 공장의 오폐수, 여러 찌꺼기 및 먼지를 조합의 어업권이 있는 해면에 폐기 방류하여 생기는, 과거 및 장래의 영구적인 어업 피해보상으로서 152,500엔을 지불 한다는 것이다. 당시의 어업 피해의 상세한 실태를 나는 잘 모르지만, 미나마타의 영주격인 칫소에 이 정도 요구하였던 것이므로 당시부터 이미 공장 폐수에 의한 피해가 있었다는 것은 사실일 것이다.

전쟁 후 1949년, 미나마타 시 어업협동조합이 설립되고 구 조합은 해산하였다. 새로운 조합이 설립되고 어업 피해 문제가 재연되었지만 보상 교섭은 어떠한 결론도 내지 못한 채 흐지부지되고 말았다. 어민은 생선이 잡히지 않고 그물이 카바이드 가스 때문에 너덜너덜해지고 공장 배수구 가까이에 배를 묶어두면 배 밑에 갯강구가 붙지 않으며 활어조 안의 생선도 핫켄(百間) 항(港)의 물이 섞이면 죽는다는 사실을 알고 있었지 만, 회사 측은 늘 "과학적이지 않고, 자료가 부족하다"고 하며 상대해 주지 않았다. 하지만 어민의 이와 같은 체험에 의해 깨달은 사실이야말로 정말 과학적이었던 것이다.

또 1954년에 회사 측이 하치만(八幡) 해면의 매립지에 관하여 하치만(八幡)의 어업권을 양도하도록 어업협회에 승낙을 요구하였을 때, 어업조합 은 이전 이후의 어업 피해에 대하여 매년 연금 50만 엔의 보상금을 요구하 였다. 이와 같이 어업 피해(어획고의 감소)가 공장 오폐수에 의해 일어났다는 것을 어느 정도 회사 측은 인정하면서도, 늘 '장래에 피해가 일어나도 새로운 요구를 하지 않을 것'을 조건으로 하여 교섭하였을 뿐, 피해에 대한 적절한 조사를 하거나 그 대책을 세우려고 하지 않았던 것이다.

어업 피해 실태

미나마타의 환경악화를 어업의 면에서 보자. 여기 하나의 자료(표 I-1, 표 I-2)가 있다. 이것은 미나마타 시 어협이 조사한 어획고 변화로 본 어업 피해 조사이다.

이 표에서 보는 바와 같이, 어획고의 격감은 심상치 않은 것으로 그 피해 양상은 정말 비정상적이었다. 따라서 그것에 수반되는 어민의 감소도 현저하였다. 예를 들면, 미나마타병이 공식적으로 발견된 1956년은

표 I-1. 어류별 어획고 (단위:관)

년도 어종	1950~ 1953년 평균	1954년	1955년	1956년	적요
숭어	16,000	14,521	10,136	5,901	이외에도 1953년 4~5월의 조사에서, 이 지역 일원에서 십 수년 만에 말씹조개를 키워서 금액으로 6~7천만 엔 정도의 수확을 예상하였으나 7, 8월 후 연안에서 1,000m이내의 것은 거의 사멸하여 채취할 수 없었다. 해조류도 앞바다 간석지에서 심각하게 피해가 있었다고 판단
새우	4,727	2,425	1,558	945	
멸치	44,514	27,076	12,536	6,926	
전어	8,457	1,811	1,615	318	
갈치	13,851	7,931	6,535	5,354	
문어	3,896	2,430	2,033	1,179	
오징어	3,293	2,517	1,480	1,043	
굴	2,659	1,973	1,427	429	
해삼	2,750	2,302	1,630	535	
갯장어	2,083	1,726	1,243	603	
게	1,441	1,702	1,024	600	
기타	18,789	8,102	4,731	1,660	
계	122,460	74,516	45,948	25,493	

* 미나마타 시 어획고조사
* 1관 = 3.75kg

표 I-2. 어업 종류별 어획고 (단위: 관)

종류 \ 년도	1950~1953년 평균(A)	1954년 (B)	1955년 (C)	1956년 (D)
연승 어업	1,850	1,650	1,197	540
대망 어업	8,350	1,535	2,003	1,936
트롤 어업	4,380	1,612	1,131	720
쌍수 건착망 어업	20,460	1,316	2,589	3,101
저인망 어업	46,800	30,194	13,154	6,719
앙강망 어업	5,360	4,861	2,926	1,713
유자망 어업	670	657	858	829
숭어 통발 어업	5,170	5,019	2,551	1,278
오징어 통발 어업	2,500	2,324	1,344	957
숭어낚시 어업	9,310	9,121	6,339	2,176
외줄낚시 어업	6,475	8,208	6,154	3,327
문어 단지 어업	3,650	1,444	1,625	1,125
기타 어업	7,485	6,576	4,077	1,072
계	122,460	74,517	45,948	25,493

* 감소율(A)=100 %로서 $\frac{A-B}{A}$=39 %, $\frac{A-C}{A}$=62 %, $\frac{A-D}{A}$=79 %

* 단가 관당 300엔   47,944(관) 76,512(관) 96,967 (관)

　　　　　　　　　14,383(천엔) 22,954(천엔) 29,090(천엔)

* 미나마타 시 어획고 조사

1953년에 비하여 외줄낚시 어업, 혹은 문어 단지 어업, 숭어 · 오징어 통발 어업에서 거의 1/2, 심한 경우 1/3 이하로 감소되었다. 환경오염에 의한 이러한 어업 피해뿐만 아니라 미나마타에서는 여러 가지 이상 사태가 발생하고 있었다.

이상 사태의 빈발

미나마타 시민회의에 의해 조사된 미나마타 지역에 있어서 어패류, 조류, 고양이 등 이상 사태에 대한 자료(표 I-3)를 보자. 1950년경부터 어패류, 조류, 고양이, 돼지 등에 이상이나 이변이 계속 일어나고 있는

표 I-3. 어패류, 조류, 고양이 등의 이상 사태

연도	어류	조개류	해조류	조류	고양이·돼지 등
1949-50년	「마테가타」에서, 넙치, 문어, 농어가 떠올라 손으로 잡을 수 있을 정도였다.	핫켄(百間)항 공장 배수구 부근에 배를 정박시키면, 배 밑바닥에 굴이 붙지 않는다.	미나마타 만내의 해조류가 흰색으로 물들고 점점 해면으로 떠오르게 되었다.		
51-52년	특히 미나마타 만내에서 흑도미, 조기, 도미, 농어, 쏨뱅이, 감성돔 등이 떠올랐다.	미나마타 만내에서 모시조개, 굴, 말씹조개, 나사조개 등의 빈 껍질이 눈에 띄게 증가	미나마타 만내의 석순, 우뭇가사리, 파래, 미역의 색이 바래고, 뿌리가 잘려 떠다녔다. 해조류는 이전의 약1/3로 감소	유도(湯堂), 데츠키(出月), 츠키노우라(月ノ浦) 등에서 까마귀가 떨어지기도 하고, 바닷새를 장대로 두드려 포획할 수 있었다.	
53-54년	물고기가 떠오르는 것이 미나마타 만보다 남쪽인 츠보단(つぼ壇), 아카하나(赤鼻), 시나지로(新網代), 하다칸제(裸瀬), 유도(湯堂) 만으로 퍼졌다. 숭어, 도미, 갈치, 오징어, 조기 등. 또 유도(湯堂) 만내에서 전갱이 새끼가 미친 듯 도는 것이 보였다.	미나마타 만내로부터 츠키노우라(月ノ浦)해안 방면으로 조개가 사멸하는 것이 퍼졌다. 1953년에는 앞바다 일원에서 십수 년 만에, 말씹조개가 해안에서 1,000m이내의 것은 사멸	해조류의 표류 증가, 피해 급증	코이지지마(戀路島), 데츠키(出月), 유도(湯堂), 모도(茂道)에서 조류가 낙하하는 이상 상태가 늘어났다. 까마귀노무리가 방향을 잘못 잡아 바다 속으로 뛰어들거나 바위에 부딪히는 것을 볼 수 있었다.	고양이: 1953년 데츠키(出月)에서 1마리가 미쳐 죽음 1954년에는 「마테가타」, 묘진(明神), 츠키노우라(月ノ浦), 데츠키(出月), 유도(湯堂) 등에서 미쳐서 죽는 것이 속출 돼지: 데츠키(出月), 츠키노우라(月ノ浦)에서 미쳐 죽음
55-57년	물고기가 떠오르는 것은 미나마타 강 하류, 오오사키(大崎) 등, 니시유노코(西湯之兒)방면에도 확대 도미, 농어, 감성돔, 숭어 등.	사멸한 조개류의 썩은 냄새로 해안에서는 코를 막아야 할 정도였다.	식용해조는 미나마타 만 일대에 걸쳐 전멸	수는 점점 증가	같은 지역에서 고양이 미친병이 점점 증가 집고양이, 들고양이 모두 미쳐 죽음, 또 행방불명 다수

(미나마타 연구회『미나마타병에 대한 기업의 책임』)

것을 알 수 있다. 어류는 해면에 떠올라 손으로 잡을 수 있게 되었다. 조개류도 배 밑에 붙지 않게 되었고, 부패하여 썩은 냄새가 주변 일대에 퍼졌다. 해조류는 말라서 해면에 떠오르고, 해저에는 해조류가 자라지 않게 되었다. 또 물고기가 연이어 물위로 떠오르고, 까마귀가 공중에서 떨어지는 등 이상 사태가 생겼다.

1953, 4년부터는 어류만이 아니라 육상 동물, 즉 고양이와 돼지까지 미쳐 죽게 되고, 까마귀, 물새, 족제비 등도 미쳐 죽는 것이 확인되었다.

이즈음 츠키노우라(月ノ浦), 유도(湯堂) 부근에서는 이러한 고양이의 이상을 가리켜 '고양이 무도병'이라 하였고 미쳐서 죽는 고양이 모습을 보고 모두가 일제히 불길한 예감을 가졌다. 나중에 쿠마모토 대학교 의과대학(쿠마모토 의대)의 미나마타병 연구반이 조사한 데이터에 의하면, 집고양이 121마리 중 발병이 확인된 고양이는 74마리였다. 다시 말하면 미나마타 지역의 과반수의 고양이가 미쳐 죽었던 것이다. 이와 같은 불길한 징조라고 할 수밖에 없는 매우 이상한 사태가 이미 미나마타지역에서 진행되고 있었던 것이다. 아니 실은 이 무렵 이미, 병이라고 인식하지는 못했지만 인간에게도 이상 사태가 일어나고 있었던 것이다.

한층 해를 더해감에 따라 이와 같은 이상 사태는 미나마타 만과 그 주변에만 머무르지 않고 시라누이(不知火) 해 일대로 퍼져, 츠나기(津奈木), 유노우라(湯浦), 고쇼노우라(御所浦), 히노시마(桶ノ島), 히메도(姫戸), 타카도(高戸)(그림 I-1 참조) 등 아마쿠사(天草) 지방 해안까지 확산되고 있었다.

오늘날 일본 각지에서 어업 피해나 동식물 피해가 문제가 되었을 때, 그것을 어느 정도 어쩔 수 없는 필요악인양 말하는 풍조가 있다. 또 인간과 어류 중 어느 쪽이 중요한가 하는 논의가 되기도 한다. 그러나 문제는, 그와 같은 논의가 아니라 그와 같은 환경 이변(어류 피해 등) 다음으로 피해를 보게 되는 것은 인간이라는 점이다. 그러한 것을 미나마타는 확실하게 보여주고 있다. 게다가 미나마타와 똑같은 실패가 니이가타(新潟)에

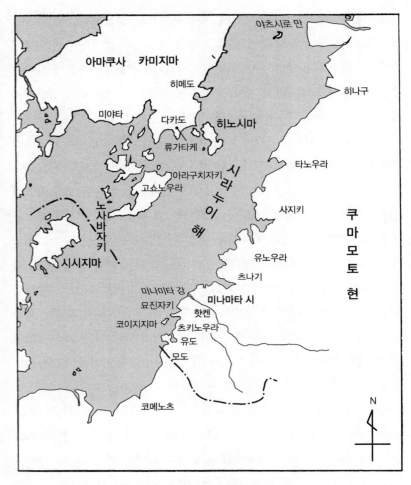

그림 I-1. 시라누이(不知火) 해안도

서 재현된 것을 생각할 때 우리들은 항상 환경오염에 대하여 명확한 사고방식을 가지고 있지 않으면 안 된다고 생각한다. 지금까지 최초의 환자의 발견 상황 및 그 배경과 증례에 대하여 조금 상세하게 설명하였다. 다음으로 이 괴질의 원인을 규명하기까지 연구의 곤란했던 과정을 설명하고자 한다.

연구 개시

전염병으로 간주하여 환자를 격리

1956년 5월 28일에 발족한 미나마타 시 의사회, 보건소, 칫소(당시 新日窒) 부속병원, 시립병원, 시청 등, 5개 단체에 의한 괴질대책위원회는 6월 중에 다수의 환자를 확인하고, 또한 이 괴질이 지역적으로 국한되어 다발하고 있다는 점에서 일단 전염병이라고 의심하여 환자를 격리하고 소독을 실시하였다. 동시에 7월 8일에는 유도(湯堂)에서 2명을, 7월 27일에는 부속병원에 이미 입원하고 있던 8명을 일본뇌염으로 의심하여 격리병동으로 옮겼다.

호소카와(細川) 원장과 시청 입장에서는 격리병동에 옮김으로써 시민의 불안을 해소시키고, 환자의 의료비를 면제해 주려는 정치적이며 호의적인 배려도 있었다. 그러나 환자는 그것을 싫어했고, 결과적으로 다른 사람들이 환자를 차별하는 것을 조장하는 격이 되고 말았던 것이다. 예를 들면 앞에서 언급한 타나카(田中) 씨의 집에서는 두 어린이와 그 모친이 격리병동에 수용됨으로 인해 이웃이 가까이 오지 않게 되고 아이들이 가게에 물건을 사러가도 돈을 받아주지도 않아서 울면서 돌아오곤 했다. 길에서 아는 사람을 만나도 외면당했다. 친척도 가까이 오지 않았다.

그것은 매우 고통스러운 일로, 환자 가족들은 사람들을 만날까봐 선로를 따라 숨어서 병원과 집 사이를 왕래하였다고 한다.

한편, 현지의 괴질대책위원회는 쿠마모토 현[현(縣): 한국의 道보다 약간 작은 행정단위 – 역자 주] 위생부를 통하여 쿠마모토 의대[오자키 마사미치(尾崎正道) 학장]에 연구협력을 요청함과 동시에 매우 어려운 상황 속에서 괴질의 원인 규명에 공헌하였다. 즉, 초기의 조사에서 환자를 발굴하거나 고양이와 괴질과의 사이에 관계가 있다는 것을 발견하는 등 미나마타병 연구에서 없어서는 안 될 성과를 올린 것이다. 행정의 관장 범위와 입장을 초월하여 일치 협력한 현지에서의 활동은 이후의 공해대책에 하나의 방향을 제시하고 있다는 점에서 높이 평가된다. 당시의 조사 보고서에는 지금까지도 심금을 울리는 위원들의 노력이 배어나고 있다.

연구의뢰를 받은 쿠마모토 대학에서는 제1내과 가츠키(勝木) 교수, 토쿠오미(德臣) 조교수가 미나마타를 방문하여 연구의 첫발을 내딛게 되었다. 그것이 1956년 8월 13일이다.

쿠마모토 대학 연구반의 결성

8월 24일에는 쿠마모토 대학의 나가노(長野; 소아과), 가츠키(勝木; 내과), 타케우치(武內; 병리학), 로쿠탄다(六反田; 세균학) 교수가 현지를 방문하였다. 그리고 이날 미나마타병 연구반이 쿠마모토 대학에 조직되었다.

8월 30일에는 4명의 환자를 연구를 위해 쿠마모토 대학 부속병원 후지사키다이(藤崎台) 분원에 입원시켰다. 쿠마모토 대학 연구반은 매우 정력적으로 연구를 추진하며 미나마타에 왕래하기 시작하였다.

호소카와(細川) 원장의 보고서

한편, 1956년 8월 29일에는 호소카와(細川)원장의 이름으로 현의 위생부 예방과를 통하여 후생성에 미나마타병 보고서를 제출하였다. 호소카와(細川) 원장의 보고서는 다음과 같은 내용으로 시작하고 있다.

"1954년부터 이 지방에서 산발적으로 발생한 중추성 경련-실조성 마비와 언어장애를 주 증상으로 하는 원인불명의 질환을 보게 되었다. 그런데 올해 4월부터 같은 증세의 환자가 다수 발견되었다. 특히 츠키노우라(月ノ浦), 유도(湯堂)지역에 많이 발생하고, 게다가 동일 가족 내에 여러 명의 환자가 있다는 것을 알았다. 또 발생지역의 고양이 대다수는 경련을 일으키고 사망했던 것이다. 따라서 지금까지 조사하여 약 30예를 모으게 되었으므로 그 개요를 기술한다."

또한 보고서는 연도별, 연령별, 성별, 직업별, 지역별로 표로 만들었고, 가족 내 다발에 대하여는 "동일 가족 내에 2인 이상의 환자가 있는 가족은 다섯 가족, 동일 가족 내에 네 명의 환자가 발생한 가족도 있다"고 하였다. 그 밖에 가까운 곳, 이웃, 친척, 지인 등 가족 간의 왕래가 빈번한 곳에 환자발생이 많다고 기재하고 있다.

임상증상에 대해서는 "증상 및 경과: 본 증은 발열 등의 전구 증상 없이 지극히 완만하게 발병한다. 우선 사지말단에 저린 느낌이 있고, 이어서 물건을 잡을 수 없고, 단추를 끼울 수 없고, 걸으면 비틀거리고, 달릴 수 없고, 어리광을 부리는 듯한 말투가 된다. 또한 흔히 눈이 보이지 않고, 귀가 잘 들리지 않고, 음식물을 삼키기 어렵다. 즉 사지 마비 외에 언어, 시력, 청력 및 연하장애 증상이 동시에, 혹은 전후로 나타난다. 이들 증상은 다소 회복되거나 나빠지기도 하지만, 점차적으로 악화되어 최고조에 달한다(최고조는 짧으면 2주일, 길면 3개월). 이후 잠시 가벼워지는 듯한 경향을 나타내지만 대다수 증상은 장기에 걸쳐 후유증으로 남는다. 또 사망은 발병 후 2주 내지 1개월 사이에 일어난다. 합병증으로서 폐렴, 뇌막염 같은 증상, 미친 듯이 소란 피움, 영양불량, 발육장애 등이다. 후유증으로서 사지 운동장애, 언어장애, 시력장애, 드물게 난청 등이 나타난다."

나아가 "예후는 지극히 불량하고, 환자 수 30명 중 사망자 11명, 치사율은 36.7%이다. 죽음을 면한 사람은 거의 모두가 전술한 후유증이 생긴다. 치료: 비타민B 대량 요법, 부신피질 호르몬 요법, 항생제, 코티손 등을 사용하였지만, 그 효과에 대한 결론은 나지 않았다"라고 보고하였다.

이 보고서는 오늘날 보아도 놀랄 정도로 미나마타병의 문제점을 간결하게 파악하고 있다. 그 중 내가 주목하는 것은 임상증상의 출현율이다. 나중에 미나마타병의 개념이 문제가 될 때 참고가 되도록 언급하고자 한다. 즉 당초부터 미나마타병이란 것은 일정한 틀에 넣을 수 없는 다양성을 가지고 있다는 것을 나타내는 중요한 자료이다(표 I -4 참조).

쿠마모토 대학 연구반의 활약상

쿠마모토 대학 연구반은 매우 의욕적으로 일했다. 매일 각 교실의 교수 이하 전 스텝이 연이어 미나마타를 방문하였으며, 해수의 어패류, 환자의 집에 있던 쌀, 된장, 간장에 이르기까지 모두 채취하였다. 그러나 그 사이에도 환자는 계속 발생하였다. 9월 2일에는 이전에 쿠마모토 대학에 입원한 환자가 사망하였다. 칫소 부속병원, 시립병원, 의사회의 의사들을 필두로 시청, 보건소 직원들은 대학 연구반원의 응대, 환자의 발견과 입원지도, 사망 시엔 부검, 장례식 등으로 쉴 틈이 없는 나날의 연속이었다. 쿠마모토 의대가 미나마타병 원인규명에서 보여준 눈부신 업적은 이들이 남몰래

표 I-4. 증상

증상			조사건수	출현건수	비율(%)
운동마비(양측대칭성, 경련성 실조성)			30	30	100.0
언어장애(단속성;staccato)			30	27	90.0
지각이상(손, 발, 입주변이 저리다)			24	15	62.5
운동실조	롬버그 테스트		24	15	62.5
	손가락-코 테스트, 발꿈치-정강이 테스트		24	13	54.2
건반사	무릎 반사 및 발목 반사	감소	27	1	3.7
		정상	27	11	40.7
		항진	27	11	40.7
		과도 항진	27	4	14.8
	이두근 및 삼두근 반사	정상	27	21	77.8
		항진	27	6	22.2
	발목 간대성 경련(ankle clonus) 양성		27	4	14.8
시력장애	경도		30	10	33.3
	고도		30	3	10.0
안과검사	시야협착		14	5	35.7
	시신경염		14	3	21.4
	이상 없음		14	6	42.9
진전(손, 사지, 전신)			30	12	40.0
청력장애			30	5	16.7
연하장애			30	5	16.7
근 강직			30	5	16.7
두통			30	5	16.7
정신이상			30	5	16.7
지각마비(경도)			24	4	16.7
침흘림(소아)			30	3	10.0
불면			30	5	16.7
경련(소아)			30	3	10.0
병적 반사			25	2	8.0

보여준 헌신적인 협력과 피나는 노력에 의해 이루어진 것이다.

당시의 자료를 찾고 있노라면, 어느 시청직원의 메모에 "1956년도 오늘로 마지막. 하루라도 빨리 괴질 원인을 알 수 있기를 기도하면서, 분주했던 1년을 무사히 끝낸 것이 기쁘다. 내년이야말로 규명되리라 믿는다"고

써놓았는데 그 말에 묵직한 무게감이 느껴진다.

환자의 생활은 더욱 힘들었다. 한 예를 들어보면, 55명의 환자 중 26명이 생활보조를 받고 있었다. 게다가 이 사람들은 대학에서 높으신 교수님이 진찰해준다고 하면 서로 합의하여, 가난한 지갑 속에서, 혹은 돈을 빌려 2,000엔, 3,000엔의 돈을 준비했던 것이다. 괴질 대책 위원회에서 나오는 비용이라고 해봐야 강사 이상이 실비로 2등 여비, 그 이하가 실비로 3등 여비였다. 물론 대학의 교수들도 도시락 지참 등 자기부담이 많았지만, 아마도 환자 가족의 피나는 돈이 여비 또는 식비나 숙박료의 일부에 포함되어 있다는 것은 모르셨을 것이다. 그 돈을 마련하지 못해, 대학의 높으신 교수님에게 진찰받지 못한 환자도 있었다.

그러나 이들 연구의 성과는 착착 진행되어, 제 1보는 1956년 10월 13일에 중간발표로 쿠마모토 의학회에서 발표되었다. 그 요지는 다음과 같다.

(1) 환자는 미나마타 만 해안 농어촌 부락에 국한하여 발생하고 있다는 것, 환자는 어업이 많고, 성·연령에 관계없으며, 가족 집적률이 높지만 연쇄 전파 경향은 인정하기 어렵다는 것, 환자 발생에는 어획 변동과 축을 같이하는 계절적 변동이 명확하다는 것, 환자발생 지역의 식생활 특징은 미나마타 만내에서 잡은 해산물을 주로 섭취했다는 것, 조리법에 의한 차이는 없었다는 것, 환자 발생지역에서 사육하던 고양이가 사람과 유사한 증상으로 다수 폐사했다는 것 등이 확실하게 드러났다. 이러한 역학적 소견은 공통원인에 의한 장기 연속 노출에 의한 발병을 시사하고 있으며, 그 공통원인은 오염된 항만에서 서식하고 있는 어패류라고 생각하였다. — 키타무라(喜田村)

(2) 세균학적, 바이러스학적 및 혈청학적 검사 성적으로부터 본 질환은 생물학적 원인에 의한 것으로는 생각하기 어렵다는 사실이 명백하게 드러났다. — 로쿠탄다(六反田)

(3) 임상적 소견의 특징으로는 염증성 질환으로서의 병리적 특성이

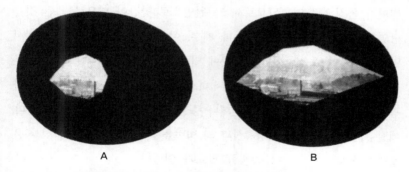

그림 I-2. 구심성 시야협착[타ㅇ요시ㅇ의 경우(우안)]

A 1956년 발병 당시의 시야협착. 검게 칠한 부분이 정상인의 시야. 얼마나 답답했을지
알 수 있다.
B 1972년의 시야협착. 양측 특히 바깥쪽으로 확대되어 있다.

없고, 소뇌성 실조상태를 시작으로 정신증상, 추체로증상, 추체외로증상
등 중추신경증상을 나타내고, 다른 신체증상은 드물고[나가노(長野)], 가벼
운 정신증상 외에 가면모양의 얼굴, 특유의 언어장애, 보행실조, 글쓰기장
애 등 협조운동장애, 진전, 의도 진전, 무도증(chorea) · 무정위(athetoid) 운동
등 추체외로성 증상 및 소뇌증상, 구심성 시야협착, 난청 및 가벼운 자율신
경증상[가츠키(勝木)]이 나타나는 점 등을 들었다.

(4) 병리학적으로는 특이하게 중추신경계 전반적인 장애가 확인되었다.
특히 회백질 및 간뇌영역 특히 렌즈핵, 시상하부 등 기저핵에 변화가
현저하다[타케우치(武內)].

망간설 발표되다

1956년 9월 현지에서는 망간이 원인일지도 모른다는 소문이 퍼졌다.
이 소문의 발원지는 쿠마모토 대학 연구반이었지만, 임상증상의 특징으
로서 추체외로증상이 강조되고, 더욱이 병리학적 소견으로서 기저핵의

변화가 특징으로 거론됨으로써 그 원인으로 망간이 떠오르게 된 것은 당연했을 것이다. 게다가 해수나 폐수, 어패류, 사망자의 장기 등에서 망간이 다량으로 검출되었기 때문에 더욱 그러했던 것이다. 그러나 모든 질환이 그렇듯이, 중증례, 또는 급격히 발병하여 사망한 예에서는 장애가 광범하여 그 질환 특유의 뇌 변화나 증상을 집어내는 것은 매우 어렵다. 메틸수은 중독 특유의 임상증상과 뇌 병변을 찾아내는 데에는 만성 혹은 경증례를 앞으로 좀 더 축적할 필요가 있었다.

망간을 공식적으로 발표한 것은 같은 해 11월 4일 미나마타병 연구반 제1회 연구보고회에서였다.

"본 질환은, 처음에 생각하고 있었던 세균, 혹은 여과성 병원체 등에 의한 전염성 질환의 가능성은 극히 희박하고, 오히려 어떤 종류의 중금속에 의한 중독으로 생각되고, 그 중독물질로는 망간이 가장 의심되며, 인체로의 침입은 주로 현지의 어패류에 의한 것으로 추정된다."

공장 폐수가 범인?

원인이 무엇이든 어쨌든 오염은 미나마타 만 전역에 걸쳐 현저하였고, 칫소 미나마타 공장의 배수구 부근이 특히 현저하여 오염의 원흉이 공장이라는 것을 지적할 수 있었다. 사람들은 입으로 말하지는 않았지만 발생 당초부터 생선을 의심하고 공장폐수를 의심하고 있었다. 단지 그런 의구심을 입에 올리는 것이 미나마타에서는 금기였을 뿐이다.

미나마타의 늙은 어부 에구치(江口) 모씨는 당시의 일을 다음과 같이 말하였다.

"나는 처음부터 공장의 물이 이상하다고 생각했다. 비가 와서, 공장의 진흙이 흘러들어오는 곳에 농어나 숭어가 죽어 있었다. 만약 생선을 먹은 인간이 미나마타병에 걸린다면, 그 생선이 죽어 있는, 공장의 진흙이 흘러드는 것에 원인이 있다고 생각하고 있었다. 그래서 그 진흙을 병에 담아 쿠마모토 대학에 갔었던 것이다. 또한 보건소에 굴을 갖고 간 적이 있었다. 그러나 별 로 문제시하지 않았다. 그 답변을 들은 기억도 없고, 주목해 주지도 않았다."

한편에서는 오히려 그런 사람들과 반대로, "괴질의 원인이 미나마타 일대에서 잡히는 어류 때문이라는 선동행위가 있어 그 지방의 어부가 큰 타격을 받았다"고 시의회에서 문제를 제기한 어업조합간부가 있었다.

1956년 11월 3일의 ≪마이니치(毎日)신문≫은 "괴질, 처음에 손발이 저리고, 다음으로 청력, 시력, 언어, 기억장애가 나타나며, 그 중에는 미친 것 같이 되는 사람도 있고, 1954년부터 지난 10월까지 40명 가까운 환자가 발생, 그 중 13, 4명은 사망하여 36%의 높은 치사율을 나타냈다. 환자는 거의 어부와 그 가족이며, 잡은 생선의 내장을 먹은 사람이 발병하기 쉽고, 동 지역의 해수 및 생선과의 관계가 중시되고 있었다. 그러나 공장의 폐수가 바다 속으로 흘러들어가고 있다는 점에서 미묘한 문제가 있어, 대학에서는 결론이 나기까지 신중을 기하고 그날의 발표(미나마타병 연구반 제1회 연구보고회를 말함 – 필자 주)도 비공개 모임이었다"고 보도하고 있다. 이러한 배경을 여기에서 확실하게 해두지 않으면 안 되는 것은, 나중에 잠재적 환자의 경우를 볼 때 매우 중요한 의의를 갖기 때문이다.

환자 발굴 노력은 계속되다

1957년에 들어서서, 이토(伊藤) 보건소장과 호소카와(細川) 원장의 협력 아래 만들어진 국립공중위생원의 조사표에서는 1950년 1월부터 1956년 8월 사이에 사망한 의심스러운 25명에 대하여 가정 방문하거나 주치의의 의견을 청취하였다. 그 중 이미 10명은 괴질 대책 위원회에서 미나마타병으로 결정되었으므로 나머지 15명에 대하여도 면밀하게 검토하였으나 그 15명은 일단 미나마타병이 아니라는 결정을 내렸다. 그 때, 미조○토○코(미나마타병이 공식적으로 인정되었던 사람 중에서 가장 빨리 발병한 환자)는 이미 1953년 12월에 발병되었다는 것이 밝혀졌다.

더욱이 이 조사반은 학교 일제검진도 실시하였다. 이 학교 검진의 내용은 평균대를 걷게 하고, 시력검사, 이름과 '라리루레로'의 발음을 시키는 언어장애 테스트, 롬버그 테스트, 칠판에 이름을 쓰게 하는 등 미나마타시 후쿠로(袋) 초등학교, 후쿠로(袋) 중학교(당시 환자 발생지역의 학동은 전원이 두 학교 중 한 곳을 다니고 있었다)를 대상으로 하여 조사하고, 그 대조군으로서 츠나기(津奈木)의 아카사키(赤崎) 초등학교를 선택하였다. 검사 결과 후쿠로(袋) 초등학교, 후쿠로(袋) 중학교의 수검자 1,142명 중 유소견자 161명이 나왔다. 이 유소견자의 내용은 확실치 않지만 이 유소견자 161명과 결석자 73명을 포함하여 그 가족도 조사하였다. 이들 유소견 학동의 가족 조사 및 방문조사 결과, 환자 1명과 의심이 가는 사람 4명을 발견하였다. 더욱이 흥미를 끄는 것은 이 때 선택한 대조 지역인 츠나기(津奈木)의 아카사키(赤崎) 초등학교 재적생 262명 중 유소견자가 14명 발견되어, 이 14명과 결석자를 재조사하고 가족도 검사한 결과, 의심스러운 사람은 없다고 하였다(그러나, 뒤에서 알 수 있듯이 아카사키(赤崎) 지역은 오염으로부터 자유롭지 못했다. 나중에 환자가 나오고, 오늘날 꽤 많은 환자가 아직 발굴되지 못한 채 존재하고 있다). 이 일제 조사는 1956년 11월 28일에 실시되었다.

그 당시, 이 정도로 대규모 조사를 했음에도 불구하고, 그 후 계속하여 환자가 발생하였다는 것은 당시의 진단기준이 중증 환자만을 찾을 수 있는 기준이었기 때문이기도 하지만, 실은 1956년 11월 28일 후에 많은 환자가 발생했다는 것을 보여주기도 한다. 주민들은 오염된 생선을 계속 먹고 있었던 것이다. 또 뒤에 서술하겠지만, 칫소에 의한 배수구의 변경으로 인해 수은은 한층 더 시라누이(不知火) 해(海) 연안에 퍼지고, 이때 대조지역으로서 선택한 아카사키(赤崎) 초등학교 지역[츠나기(津奈木) 지역]에도 환자가 발생하기에 이른 것이다.

이 학생 검진의 면접조사에 의해 그 학생의 가족 중에 있는 의심이 가는 환자의 명부가 지금 내 손에 있으며, 불인정된 15명이 리스트에 올라 있다. 이 중 아라○야○코, 야마○치○가 인정된 것은 실은 이로부터 15년이나 지난 1971년 4월의 일이었다. 그 외의 사람 중 한 명은 자살한 것으로 확인되었지만, 나머지는 어떻게 되었는지 알 수 없다. 이것은 이 사람들이 15년 전에 이미 체크되었지만 그대로 방치되어 있었다는 것을 보여준다. 또 이때 이미 태아성 환자도 이 조사반의 그물망에 걸렸지만 미나마타 만산(産) 생선을 먹지 않았다는 이유로 무시되었다.

또 당시의 인정환자가 어떻게 발견되었는지도 리스트에 기록되어 있다. 즉 리스트에 있는 사람 중 35명이 어떠한 형태로든 의사에게 진찰을 받고 의사의 보고에 의해 찾아낸 환자들이다. 24명은 탐문 결과, 조사하러 가서 판명되었던 것이다. 즉 당시의 환자발굴은 우선 개업의를 단서로 하여 거기서 진찰받거나 입원하고 있는 사람을 선별하고, 또한 탐문을 통하여 걸러내고, 마지막으로는 학교 검진에 의해 그 가족을 면접 조사하여 환자를 걸러낸 것 같다. 이와 같은 방법은 환자 발견에 있어서는 훌륭한 방법이라고 말할 수 있다. 그러나 뒤에 문제가 되었듯이 환자의 발견에만 주의를 집중함으로써, 도대체 수은에 오염된 지역의 주민전체에 어떤 건강장애가 실제로 일어나고 있는가 라는, 집단으로 실태를 포착하는 방법이 결여되었다는 것은 뒤에 큰 문제를 남기게 되었다.

현지 역학의 중요성

초기의 연구는 이렇게 지극히 순조롭게 진행되었다. 그것은 이토(伊藤) 미나마타 보건소장, 호소카와 하지메(細川一) 원장 등을 중심으로 한 현지 역학적 조사반과 그들과 긴밀한 연락을 취하면서 진행시킨 쿠마모토 대학의 공동연구의 성과이다. 쿠마모토 대학과 현지가 밀접한 관계를 가지고 있다는 것은, 예를 들면, 11월 3일 쿠마모토 대학에서 연구반의 연구중간발표가 있었을 때, 의대 교수들과 현지에서 온 사람들이 공동으로 연구회를 열기도 하고, 더 나아가 11월 25일에는 쿠마모토 대학 연구반원이 현지를 방문하고, 현지의 연구반원들과 의견교환을 한 것으로도 알 수 있다. 또 11월 27일에는 국립공중위생원의 마츠다(松田), 미야이리(宮入) 두 박사가 미나마타를 방문하여 1주일에 걸쳐 면밀한 조사를 시작했다.

원인물질을 찾는 데 모든 연구가 집중

그러나 일단 중독으로 판단된 이후로는 원인물질은 무엇일까 하는 연구에 초점이 맞추어지고, 따라서 연구의 중심은 대학 연구실로 옮겨갔다. 이렇게 되자, 인과관계를 추구하는 역학만 있었지 진정한 의미에서의 역학은 존재하지 않았다고 해도 좋을 정도이다. 초기 현지에서의 역학조사의 정신이 이어지고 발전되었다면, 즉 오염된 지역의 주민이 임상적으로 어떠한 건강장애를 나타내고 있는가 라는 문제를 지속적으로 연구하였더라면 그 후 미나마타병 연구도 틀림없이 다르게 발전되었을 것이다. 그러나 그러한 작업은 미나마타라고 하는 칫소가 지배하는 마을에서는 매우 용기가 필요한 것으로 거의 불가능에 가까운 것이었다. 원인을 눈앞에 내밀지 않으면 책임을 알면서도 모른 척하고 시치미를 떼려 했던 칫소 및 행정과 대항해야 했던 쿠마모토 대학 의학반으로서는, 인과관계의 규명이야말로 지상명령이었고 그것이야말로 환자구제로 이어지는 유일한 방법이었다.

1957년 2월 26일 제 2회 미나마타병 의학연구보고회가 열리고, 후생성과 앞에서 언급한 공중위생원의 공동연구 결과 그때까지 알려진 사실을 바탕으로 미나마타 만내의 어획을 금지할 필요가 있다고 결론지었음에도 불구하고, 원인 물질이 무엇인지 확인할 수 없었으므로 어획을 금지할 법적 근거가 없었다(식품위생법 제 4조 제 2항에서는, 원인물질이 확실하지 않으면 금지할 수 없다). 그러므로 강력하게 지도한다는 방침을 내는 데 그쳤다. 생선은 잡아도 좋지만 먹지 않도록 한다는 기묘한 지도가 내려진 것도 이때이다. 강력하게 금지 조치를 취하면 어민에게 보상해야 되는 사정도 있었기 때문이다.

이것보다 앞서, 1956년 12월에 쿠마모토 대학의 키타무라(喜田村)교수가 다른 곳에서 가져와서 미나마타 만내에서 사육한 물고기와 만내에 서식하던 회유어가 모두 단기간 내에 독성을 나타낸다고 하는 사실을 알아냈다. 즉, 만내의 무서운 독성을 증명했음에도 불구하고 이들의 연구는 행정관청에 의해 완전히 무시되고 말았던 것이다. 원인이 폐수 중의 물질이라는 것은 알았지만, 이것이 원인물질이라고 하는 것을 밝혀내어 추궁하지 않으면 책임을 지려 하지 않는 기업과 얼마나 위험한지 알고 있으면서도 원인물질을 알 수 없는 한 아무 일도 하지 않으려는 행정의 자세가 여기에서 확연하게 나타나고 있다. 이것이야말로 공해를 발생시키고 확대시켜 가는 원흉이다.

"우리들의 생활환경에 대한 소박한 요구는 깨끗한 공기 및 물과 충분한 태양이다. 공해현상은 이것들을 침해하고 있다. 공해현상에 의한 주민의 피해를 인간의 건강장애 또는 질병만으로 평가하는 것은 충분하지 않다. 생활 방해와 물적 손해에도 중점을 두어 생각하지 않으면 안 된다. 또 소위 공해현상과 사람의 건강, 질병과의 관계를 명백하게 과학적으로 추구하는 것은 우리 의사들에게 큰 책임이 있지만, 그러한 관계에는 아직 알지 못하는 것이 너무나도 많다. 따라서 이것이 대책 실시를 미루는 이유가 될 수 없다. 또 현상이나 증상을 조사하기만 해서는 안 된다. 왜냐하면 이것들이 사후의 구제에는 도움이 되지만 충분한 공해방지책에는 도움이 되지 않는다고 생각한다. 공해에 있어서는 구제보다도 방지하는 쪽이 훨씬 더 중요한 일이기 때문이다."

이 문장은 돌아가신 호소카와(細川) 원장이 쓰신 것이다. 세계에서 처음으로 경험한 미나마타병을 보면서 쓰셨을 것이다. 실로 오늘날 공해 문제의 본질을 정확히 지적한 것이라고 할 수 있다.

II. 원인물질을 찾아서

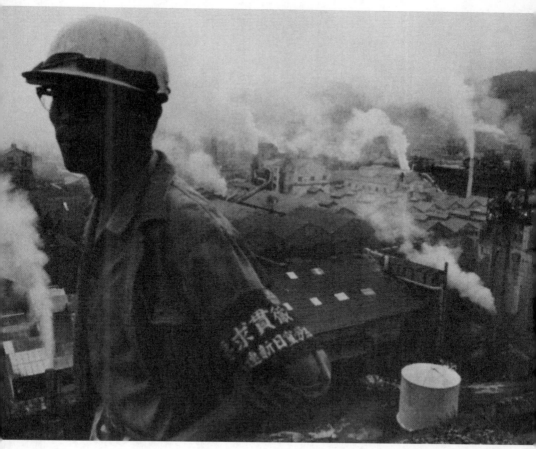

칫소 미나마타 공장, 도쿄에 본사가 있다.

원인물질 규명의 어려움

폐수 중의 유독 물질

칫소(당시, 新日窒) 미나마타 공장의 폐수 속에는 공장의 공개 문서에 표시되어 있는 것만도 약 십여 종에 달하는 유독물질이 포함되어 있다. 공장폐수가 의심된 시점에서 이 중 어느 것이 미나마타병의 원인인지 문제가 되었지만, 그 물질 중 어느 것이나 인체에 장애를 일으킬 가능성이 있었던 것이다. 그 때문에 미나마타병의 원인물질을 확인한다고 하는 것은 그 하나하나를 이 잡듯 하나도 남김없이 조사해 가는 매우 방대한 에너지와 시간과 비용이 드는 일이었다.

쿠마모토 의대 미나마타병 연구반 편 『미나마타병』에서는 다음과 같이 서술하고 있다.

"즉, 공장 폐수 중에는 납, 수은, 망간, 비소, 셀레늄, 탈륨, 구리, 산화마그네슘, 산화칼륨 등 유독 물질이 포함되어 있어 필연적으로 미나마타만을 다중오염시켰던 것이다."

이들 공장 폐수에 포함되어 있는 오염 물질은 예를 들어 아주 미량일지라도 환경에 대하여 무해하다고는 할 수 없다. 원인물질을 규명하는 데 있어서 공장 내부의 작업 공정 등을 몰랐기 때문에 공장폐수 속에서 의심되는 물질을 하나하나 분석하고, 환자의 임상증상, 병리학적 소견 등과 비교 검토하며, 더 나아가 동물실험에서 그것을 재현하는 방법 이외에 다른 방법이 없었던 것이다. 이런 방대한 연구실험은 빈약한 연구비(당시 일개 교실 비용은 150만 엔)와 연구자의 자기부담에 의해 계속되었다(후생성이 제공한 연구보조비는 너무 적어 1956년에 17만 엔, 1957년에 50만 엔, 1958년에 30만 엔과 예비금 100만 엔을 내는 데 지나지 않았다).

1957년 1월 25일 도쿄의 국립공중위생원에서 열린 후생성 과학연구반(후생성의 예산에 의하여 만들어진 연구반으로 실제로는 쿠마모토 대학 미나마타병 연구반에 국립공중위생원이 합류한 것)의 회의에서, "미나마타병의 원인은 중금속이고, 칫소(新日窒)의 폐수와 관계가 있다"는 결론을 내렸다. 이것에 대하여 칫소가 취한 태도는 2월 15일부로 어협에 대한 한 회답에서 그 일단을 엿볼 수 있다. 다시 말하면 "미나마타 만의 해수는 1948년 당시와 전혀 변화가 없다. 만약, 해수에서 독극물이 검출되면 선처하겠다"고 한 것이다. 사람이 계속하여 죽어가고 아름다운 미나마타 만도 말 그대로 죽어가고 있는데 조금의 성의도 보이지 않는 태도였다. 이 회답은 그 이전 1월 26일 미나마타 어협이 제출한 요청서 "미나마타 만의 어패류의 격감은 칫소의 오폐수의 영향으로 1. 오폐수의 해면방류 중지, 2. 흘려보낼 경우는 정화장치를 설치함과 동시에 그 증명을 할 것"에 대한 회답이다. 한편, 칫소는 이 해 자본금을 24억 엔으로 증자하고(1955년은 12억 엔), 100억 엔의 매출을 올렸다.

'독극물 항아리' 안에서 살고 있는 미나마타 주민

경기가 좋았던 시절의 통통배 소리도 요즈음 와서는 전혀 들리지 않게 되고, 어민들은 밑바닥 생활에 허덕이면서도 한편으로는 언제 발병할지도 모른다는 불안에 떨면서 이 땅에서 살아가지 않으면 안 되었다.

표 Ⅱ-1. 폐수[핫켄(百間)항 배수구] 분석치 (공장기술부 측정)

(1956년 10월)

검사 항목		분석치
pH		3.5
증발 잔사 총량		9,900 mg/ℓ
$KMnO_4$	(과망간산칼륨 소비량)	155
SiO_2	(이산화규소)	23
$FeCl_2$	(염화철)	2
Al_2O_3	(산화알미늄)	19
CaO	(산화칼슘)	163
MgO	(산화마그네슘)	436
K_2O	(산화칼륨)	114
Na_2O	(산화나트륨)	2,700
NH_3	(암모니아)	24
Cu	(동)	5
As	(비소)	0.001
Mn	(망간)	0.17
Cl	(염소)	3,950
P_2O_5	(오산화인)	9
SO_3	(무수황산)	676
Pb	(납)	0.13

* 쿠마모토 대학 연구반 편, 『미나마타병 – 유기수은 중독에 관한 연구』

그 무렵의 미나마타 지역의 오염이 얼마나 무서운 것이었는지를 나타
내는 하나의 기록이 있다. 1957년 2월 18일 쿠마모토 대학 법의학 교실
세라(世良) 교수가 쿠마모토 시내에서 잡은 고양이를 8마리 가지고 와서
유도(湯堂)에 2마리, 모도(茂道)에 4마리, 미나마타 시내에 2마리를 맡겼다.
각 지역 주민의 집에서 보통 집고양이로서 사육하게 하였는데, 우선 32일
째(3월 22일)에 모도(茂道)의 스기모토(杉本) 모씨 댁에 맡긴 고양이가 발병,
그 이후로 연이어 모든 고양이가 발병하고 마지막으로 4월 20일 모도(茂道)
의 가네코(金子) 모씨 댁, 4월 24일 유도(湯堂)의 이노우에(井上) 모씨 댁에
맡긴 고양이가 65일째 발병하였다.

또 다른 실험에서는 미나마타 만에서 생산한 '멸치'를 1일 3식, 1식에

약 40마리씩 주어 고양이를 사육한 결과, 51일째 발병하였다고 기록되어 있다. 이 자료는 당시의 수은을 추정하는 데 아주 중요한 자료로서, 미나마타 만 일대의 전 주민은 그야말로 공포의 독극물 항아리 안에서 살고 있는 것과 같았다. 만약 실험적으로 고양이를 30일 만에 발병시키려고 하면, 하루에 체중 1kg당 대략 0.8-1.6mg의 메틸수은을 투여해야 한다는 계산이 나온다.

이런 실험을 위하여 고양이를 맡았던 스기모토(杉本), 이노우에(井上), 가네코(金子) 세 가족에서도 나중에 환자가 발생되었다는 것은 실로 기막힌 이야기이다. 그러나 도망가려 해도 도망갈 수 없는 상태에서 사람들은 꾹 참고 있었다. 오늘날 다발 지역의 사분의 일의 주민에게 미나마타병의 증상이 있었다고 하여 매스컴에서 난리법석이지만, 오히려 이만한 오염에 왜 사분의 일밖에 증상이 나타나지 않았을까 하는 것이 불가사의할 정도이다.

'위험한 생선'을 계속 먹으며

이렇게 '유독'하다고 알려진 미나마타 만의 생선은 그 무렵 어떻게 조치되고 있었던 것일까. 1957년 5월 12일, ≪마이니치(每日)신문≫의 기사를 보자. 표제어가 '위험한 고기잡이: 미나마타병'인 공중위생과장의 담화에서 "현 상태에서는 어획을 금지할 수 없으므로 현지에서의 지도에 전력투구하고 있다"고 말했다. 그 이유는 "병이 확실하게 규명되지 않는 이상 어획을 금지하는 것은 불가능하다"는 것이다. 이것에 대하여 쿠마모토 대학은 "어획을 금지시키지 않는 것은 말도 안 되는 일이며, 실로 매우 위험한 일이다. 경고를 무시하는 것은 자살행위와 같다"고 말하고 있다. 이것에 대하여 이 지방 어업조합간부의 말이 게재되어 있다. "가장 위험하다고 생각되는 미나마타 유도(湯堂) 만의 해역에서는 조업하지 않지만, 원인도 확실치 않은 현 상태에서는 여기에서 여기까지를 위험지역이라고 정하는 것은 어려우며, 극도로 생활이 곤란한 두세 명의 어민이 최근 위험구역에 가까운 곳에서 생선을 잡고 있다고 들었다. 먹고 살기 위해서는 어쩔 수 없다고 하는 목소리가 지역에서 나오고 있고, 어쨌든 방치해둘 수는 없으므로 2, 3일 안으로 현청에 가서 하루라도 빨리 카고시마(鹿児島) 현 쪽의 새로운 어업 개척 및 기타 보상 문제에 대하여 조치하도록 요청할 계획이다"고 말하고 있다.

당시 어협은 교대로 감시선을 내보내지 않으면 안 되었다. 다시 말하자면 미나마타 만을 자주(自主)규제 구역으로 정하였던 것이다. 그래도 숨어서 생선을 먹고 있는 사람들이 있었다. 가난한 탓도 있었다. 그러나 풍부한 바다의 산물에 길들여진 사람들은 위험하다는 것을 알면서도 자기도 모르게 생선을 먹었던 것이다. 생선이 유독하다고 진심으로 믿지는 않았던 것이다. 미나마타병에 걸린 타나카 모씨는 나에게 "태어났을 때부터 우리들은 생선을 먹었다. 생선을 먹었다고 미나마타병에 걸릴 리가 없다"고 고집스럽게 혀 꼬부라진 목소리로 1971년에 사망할 때까지 계속 말해 왔던 것이다. 독이라고 알고 있으면서도 생선을 계속 먹은 사람들을 우리들은 추궁할 수는 없다. 여기서도 또 의학의 연구성과를 활용하지 못했던 것이다. 정부가 이 시점에서 어획을 금지시키며 어민의 생활을 보상하도록 손을 쓰고 칫소가 공장폐수를 배출하지 않았더라면 얼마나 많은 사람들이 오늘날 이 병고로 고통 받지 않고 지낼 수 있었을 것인가?

원인 규명의 진전

이러한 정황 속에서 1957년 6월 24일 제 3회 쿠마모토 대학 의학연구반 보고회가 열렸다. 이 모임에서는 원인규명의 비약적인 진전은 보이지 않았지만, 그래도 연구반의 확실한 발자취는 나타나고 있다. 임상증상은 소뇌증상이 주증상이고 그 밖에 저린 느낌, 언어장애, 청력장애, 구심성의 시야협착, 진전으로 정리됨으로써 나중에 이들 증상이 헌터와 럿셀(Hunter and Russell)이 보고한 유기수은 중독과 그대로 일치한다는 것이 도출되는 토대가 형성된 것이다. 또한 타케우치(武內) 교수가 미나마타병에 아주 특징적인 신경계의 장애를 명백하게 밝혔다. 그것은 대뇌피질의 선택적 장애와 소뇌피질에서의 과립세포층의 변화로서, 다른 질환에는 극히 드문 변화를 나타내고 있다는 것이다. 이 소견이 이후에 고양이에게서도 확인되어, 실험한 고양이가 미나마타병인지 아닌지의 유력한 결정적 증거로 활용되었다.

또 이 연구회에서 고양이, 쥐, 까마귀, 물새의 미나마타병이 보고되었다는 것도 주목해야만 한다. 1957년 1월에 토쿠오미(德臣), 타케우치(武內), 키타무라(喜田村) 등 여러 교수가 자연스럽게 발병한 미나마타의 고양이를 잡아서 관찰하였고, 또한 동 3월에 이토(伊藤) 보건소장이 고양이에게 미나마타의 생선을 먹여 처음으로 실험적 미나마타병을 발병시켰다. 이 실험들은 나중에 미나마타병 원인규명 과정에서 크게 평가받았다. 이처럼 광범위하게 미치고 있던 오염이 고양이나 까마귀를 발병시켜 그것이 곧 원인규명의 강력한 열쇠가 되었다는 것이 아이러니하다.

이와 같이 미나마타병의 임상소견과 병리학적 소견이 정리되어 특징이 명백해짐에 따라 그것은 망간 중독과 다르다는 것이 분명해졌다. 그러나 이러한 여러 차례의 연구보고회에서도 공장 폐수를 지목하여 범인으로 지적하지는 못했다. 그 같은 일은 학자가 할 일이 아니라고 책망한 교수가 있었던 것이다.

한편, 전혀 반성할 기미가 없고 일말의 성의도 나타내지 않던 공장은 또 다시 믿기 어려운 일을 저지르고 있었다.

배수로의 변경과 그 결과

칫소 미나마타 공장의 폐수는 대부분 침전지를 거쳐 햣켄(百間) 항으로 방출되고 있었다. 환자 발생 원인으로 폐수가 의심되자 칫소는 무슨 생각에서인지 모르겠지만 1958년 9월, 문제의 아세트알데히드 초산폐수를 카바이드 밀폐로(密閉爐) 폐수 등과 함께 하치만(八幡) 풀을 경유하여 미나마타 강 입구로 방출하기 시작한 것이다. 여기서 미나마타의 환경조건에 대하여 조금 언급해 둘 필요가 있다.

햣켄(百間) 항은 묘진자키[明神崎: '사키' 또는 '자키'는 곶(崎)의 의미 – 역자 쥐 및 코이지지마(戀路島)에 의해 둘러싸여 있어 마치 주머니 같은 모양을 하고 있는 곳으로 미나마타 만의 제일 깊은 곳에 있으며, 미나마타 강 입구는 시라누이(不知火) 해에 접해 있다. 시라누이(不知火) 해는 야츠시로(八代) 해 혹은 야츠시로(八代) 만이라고도 불리며, 북쪽은 쿠마모토 현 우토(宇土)반도, 남쪽은 카고시마(鹿児島) 현 나가시마(長島), 서쪽은 쿠마모토 현 아마쿠사(天草) 여러 섬과 경계를 이루고 있는 내해(內海)로, 바깥 바다와 시라누이(不知火) 해와의 사이에 유입 유출이 적어서 파도도 고요하고 조류도 완만하다. 미나마타 만은 이 야츠시로(八代) 만의 안쪽에 위치한 만으로 2중 만이다. 미나마타 만내에서는 조류는 거의 볼 수 없고, 파도가 고요하다. 쿠마모토 현 수산시험장의 조사에 의하면, 후타고시마(双子島) 앞바다에서는 북상하는 조류는 거의 없고 소용돌이치거나 혹은 구불구불 흘러서 물줄기의 이동은 거의 볼 수 없다. 또 미나마타 끝부분, 코이지지마(戀路島)과 시시지마(獅子島) 사이, 만의 폭이 넓은 곳에서도 해류의 평균 속도는 0.5노트를 넘는 경우가 없고, 시라누이(不知火) 해의 메후키 해협(目吹瀬戸), 이요 해협(伊庸瀬戸), 아마노시리 해협(天ノ尻瀬戸)은 1.5 내지 2.0노트로, 구로노 해협(黒ノ瀬戸)의 7노트에 비하면 그 해류 속도는 지극히 느린 것을 알 수 있다.

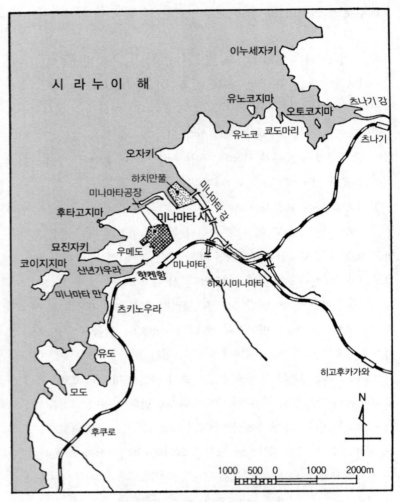

그림 Ⅱ-1. 미나마타 만과 그 주변

이와 같은 해수의 흐름에서 보아 미나마타 만에 공장 폐기물이 배출되면 그 폐기물은 대부분은 만내에 축적되어 미나마타 만을 오염시킬 것임을 알 수 있다. 만약 미나마타 강 입구에서 공장폐기물이 배출되면 북상하는 조류를 따라 시라누이(不知火) 해양 전체를 오염시킬 것이 확실하다.

칫소는 그런 어마어마한 일을 저질렀던 것이다.

그 결과, 환자는 시라누이(不知火) 해 연안 일대로 퍼져갔다. 이것이야말로 바로 인체실험이 아니고 무엇이란 말인가. 이 사실로도 그때 배수구를 변경한 아세트알데히드 초산공장의 폐수 속에 원인물질이 존재하고 있다는 것을 알아차려야 했다.

아세트알데히드 초산공장의 폐수가 미나마타 강 입구로 배출되기 시작한 것은 1958년 9월이다. 그 결과 미나마타 강 입구에서 대량의 은어가 죽고, 다음 해 5월에는 아마쿠사(天草)의 고쇼노우라(御所浦)에서 고양이가 죽었으며, 북쪽의 츠나기(津奈木), 남쪽의 이즈미(出水) 시에서 환자가 계속하여 발생하였다.

이와 같은 상황을 눈앞에서 보면서 아무것도 할 수 없었던 의학자들은 그 무력감을 얼마나 탄식했을 것인가. 조급해 하면 할수록, 결정적 증거가 될 원인물질을 찾아내는 일이 멀게만 느껴지는 작업의 연속이었다. 이렇게 원인물질 색출에 전력을 기울이고 있던 연구반의 노력은 결코 틀린 것은 아니었지만, 아쉽게도 무언가 한 가지가 결여되어 있었다. 그것은 연구성과를 환자의 구제와 예방에 바로 연결하지 못했던 점이다. 나는 연구가 그 정도 무력한 것이라고 믿고 싶지는 않다. 단지 우리들은 부족했던 것이 무엇이었던가를 확실히 인식하지 않으면 안 된다. 왜냐하면, 미나마타병의 의학적 연구가 제2의 니이가타(新潟) 미나마타병의 발생을 저지하지 못했기 때문이다. 이제 그런 잘못을 두 번 다시 반복해서는 안 된다.

여러 가지 학설

탈륨설

1957, 8년은 연구반으로서는 지극히 어려운 고난의 시기였다. 망간이 원인물질로서 떠오른 것은 1956년 9월경부터지만, 공식적으로 발표된 것은 동년 11월이었다. 그 망간에 이어 1958년 5월에는 새롭게 탈륨설이 등장하였다. 그것은 실험적으로 높은 독성을 나타낸 공장 황산제조 공정 등의 코트랠 재속에 포함된 탈륨(300ppm)이 폐수와 미나마타 만내 진흙에서 다량으로 검출되었기 때문이었다. 미야가와(宮川) 교수(신경정신과)는 미나마타병의 주 증상을 치매, 소뇌증상, 말초신경염이라고 정리하였으며, 탈륨 중독에서 말초신경장애가 매우 특징적이라는 실험결과로부터 미나마타병을 탈륨과 연결시키는 근거가 되었던 것이다.

또한 미야가와(宮川) 교수는 많은 중금속을 대상으로 하여 동물실험을 반복하여 탈륨의 만성 중독이 미나마타병에 가장 가깝다고 하는 결론을 끌어냈다. 말초신경장애를 중시한 미야가와(宮川) 교수의 사고방식은 오늘날 미나마타병에서 말초신경장애가 매우 중요한 증상으로 되어 있는 것에서도 알 수 있듯이 그 나름의 이유가 있었다. 그러나 그 연구는 미야가와(宮川) 교수의 사망과 그 후 탈륨 중독은 피부증상이 현저하고 소뇌증상은 가볍다는 것이 밝혀짐에 따라 부정되었다.

셀레늄설

또 1957년 4월에는 키타무라(喜田村) 교수에 의해 셀레늄설이 나왔다. 공장폐수, 미나마타 만내의 진흙, 미나마타 사망자 및 고양이의 장기에서 셀레늄이 다량으로 검출되었기 때문이다. 덧붙여서 키타무라(喜田村)교수의 분석결과를 보면 쿠마모토 시내의 고양이의 셀레늄 양은 0.3-1.6ppm인 것에 비하여, 미나마타 지역의 고양이에게서는 0.3-70.0ppm으로 대부분이 29.4ppm이상의 높은 수치를 나타내고 있었다. 인간에 있어서도 미나마타병 사망자의 간 속의 셀레늄이 16.0ppm으로 대조군의 셀레늄보다 십여 배의 높은 수치를 나타냈던 것이다. 임상증상에서도 셀레늄 중독에 의한 시력장애, 신장장애가 미나마타병과의 관계에 있어서 중시되었다. 그러나 셀레늄 중독에서는 뇌의 피질세포 병변이 드물고 임상적으로도 탈모와 일반 증상의 악화만 가져오므로 이 설은 나중에 부정된다.

기타 납, 비소에 대해서도 분석과 동물실험이 반복되었다. 물론 이 때 수은도 떠올랐지만 그것은 얼마가지 않아 리스트에서 제외되었다. 연구반의 키타무라(喜田村) 교수는 "수은같이 비싼 것을 설마 바다에 버릴 리가 없지 않느냐는 선입관에서 수은을 리스트에서 제외하게 되었다"라고 당시를 아쉬워하며 회고하였다.

키타무라(喜田村)교수가 그와 같이 '설마 수은을' 이라고 생각했던 것도 무리는 아니었다. 즉 연구자들은 기업의 논리를 몰랐던 것이다. 기업의 논리는 만족할 줄을 모르고 이윤만을 추구하는 것으로, 예를 들어 그것이 돈이라고 할지라도 버려서 채산이 맞는다면 버리는 것이다. 이밖에도 당시의 연구반이 얼마나 기업 내부 사정에 어두웠는지를 보여주는 몇 가지의 자료가 있다.

작업 공정에 관한 지식의 결여

다시 말하면, 1957년의 연구반의 논문에서는 "공장에서는 황산, 황산 암모늄, 황산인암모늄과 비닐 등을 제조하고 있다"고 기재되어 있으며, 수은이 문제가 된 1960년 5월의 논문에서마저 "카바이드, 초산, 황산, 염화비닐 등의 각 공장이 부지 내에 있으며, 미나마타 만내의 바다 밑 진흙 혹은 유독 생선 속에 비정상적으로 다량 함유되어 있는 수은은 초산 염화비닐 공장에서 촉매로 사용되고 있고, 마찬가지로 진흙 중에 비정상적으로 다량 있는 유황과 진흙, 발병 동물 및 사람에게 검출되는 셀레늄은 황산공장으로부터 온 것이다"라고 설명하고 있을 뿐이다. 또한 초산비닐, 염화비닐의 생산고와 환자발생이 거의 병행관계에 있고, 특히 염화비닐의 합성에서 승홍(염화 제2수은)을 촉매로 사용한다는 것, 1950년 부터 급속하게 생산이 늘어났다는 것을 들어 이들과의 관계를 강하게 의심하고 있었다.

그런데 미나마타 시의 한쪽짜리의 작은 등사판 지방지 ≪미나마타 타임즈≫는 초산공정에서 아세트알데히드를 만드는 데 수은염을 사용하고 있다는 것을 지적하고 있다. 염화비닐 공정에 집착하고 있던 쿠마모토 대학 연구반의 지식과 비교하면 아주 흥미롭다. 이 지방지는 그 정보를 도대체 어디에서 입수하였을까? 아마도 공장 내 근로자일 것이다.

용서할 수 없는 기업의 태도

이루카야마(入鹿山) 교수를 비롯하여 의학연구반은 공장 내부의 일, 특히 작업공정에 관해서는 무지하였다. 어쩌면 이것은 오히려 당연한 것이다. 칫소는 나중에, 쿠마모토 대학의 이루카야마(入鹿山) 교수마저 7년간이나 몰랐던 일을 칫소가 알 턱이 없지 않느냐고 재판에서 진술하고 있지만 이것은 본말이 전도된 것이다(미나마타병 재판에 있어서 칫소의 제 2준비서면). 왜냐하면 미나마타병이 일어나기까지 쿠마모토 의대 연구반은 제3자이고, 국외자였다. 칫소가 알지 못했다는 것과 같은 차원에서 논의되어서는 안 된다. 나아가 칫소는 필요한 정보를 제공하지 않았다. 칫소는 마치 공장 내의 위험성에 대하여 외부의 학자인 의대가 그것을 감시할 책임이 있는 것 같은 어조로 말하고 있었지만, 외부의 연구자가 암중모색하면서 고생하며 결론에 다가가는 것을 기업 내부에서 남의 일처럼 강 건너 불 보듯 했던 태도는 결코 용서받을 수 없다.

다중오염설

망간, 셀레늄, 탈륨 등이 원인물질로서 떠올랐지만 어느 것도 결정적이지 않다는 것을 알았을 때 다중오염의 문제가 부상하였다. 그것은 아주 골치 아픈 문제였다. 그러나 사물의 본질을 포착하기 위해서 피해갈 수는 없다. 앞서 서술한 것과 같이 망간이든, 탈륨이든, 셀레늄이든, 아주 많은 양이 미나마타병 환자와 발병한 고양이 및 환경 등에서 증명되고 있었기 때문이다.

키타무라(喜田村) 교수는 다중오염 문제를 중금속 원소 흡수시의 상호관계(상호축적작용)를 고려하여 실험하고 있었다. 즉 망간을 추적해 가는 과정에서 그것과 관련하여 고려해야 되는 여러 인자 중에서 구리와 납, 철을 문제 삼아 현지 항만 진흙과 동 항만 내에서 서식하는 어패류 혹은 미나마타병 발병 동물장기 내에서 이들 금속의 함유량을 분석하여 대조군과 비교 검토하였다. 또, 셀레늄, 탈륨, 비소, 바나듐의 상호 관계도 분석하여 비교 검토하였다. 그러나 이들 연구결과도 미나마타병의 원인물질로서는 부정되었다. 표면적으로는 이런 과정을 볼 때 너무나 안타까운 마음이 들었을 것이다. 환자들은 빨리 원인이 규명되기를 절실하게 바라고 있었다. 그러나 이 방대한 실험 데이터를 지금 보면, 당시의 연구반이 얼마나 정력적으로, 실증을 위해 그것에 몰두했는지를 알 수 있다.

미나마타병의 원인 규명에 관해서는 이들 연구는 우회로로 가고 있었다고 말할지도 모른다. 그러나 그것은 '콜럼버스의 계란'과 같은 말이며 지금까지 알 수 없었던 각종 중금속의 생체에서의 작용을 규명한 점에 있어서 그 어느 하나도 앞으로 그 가치를 결코 잃지 않을 업적인 것이다.

칫소의 변명

이 연구에 관하여 칫소의 제2 준비 서면을 보기로 하자.

"1956년 미나마타병 환자가 발견된 이래 현재까지 발병원인 물질에 대하여 여러 견해가 표명되어 왔다. 이것을 연대순으로 기술하면, 1956년 11월의 망간이 가장 의심스럽다고 하는 설(쿠마모토 의대), 1957년 7월의 셀레늄, 탈륨, 망간이 의심스럽다고 하는 설(후생성 과학연구반), 1958년 5월의 탈륨이라고 하는 설[쿠마모토 의대 미야가와 쿠헤이타(宮川九平太) 교수], 동년 7월의 셀레늄, 탈륨, 망간이 의심스럽다는 통달(通達: 고시 또는 행정명령 같은 성격 – 역자 주, 후생성 공중위생국장), 1959년 7월의 유기수은이 의심스럽다고 하는 설(쿠마모토 의대 내 문부성 과학연구반의 세 교수), 1959년 7월 및 1960년 4월의 다시 탈륨설[쿠마모토 대학 미야가와(宮川) 교수, 동 교수는 앞의 문부성 과학연구반의 일원], 1959년 9월의 폭약설[일본화학공업협회 오오시마 타케지(大島竹治)전무이사], 1960년 4월의 아민계 독극물에 의한 중독설[도쿄 공업대학 키요우라 라이사쿠(清浦雷作) 교수], 1961년, 아민설[토호(東邦) 대학 토키타 키쿠지(戸木田菊治) 교수] 등이다. ……"

즉 칫소는 이러한 여러 설을 줄줄이 나열하여 써놓음으로써 이와 같은 여러 설이 있었고 그 원인 규명에 대해서는 이렇게 훌륭한 선생님들이

고심을 하였으므로, 자기네들에게는 당연히 그것을 예견할 능력이 없었다고 자기변호를 하고 있었던 것이다. 그러나 이 중에서 쿠마모토 대학 연구는 그때그때에 적당히 끼어 넣어도 좋을 엉성한 것이 아니라는 것은 명백하다. 망간, 셀레늄, 탈륨에 관하여 말하자면, 그것이 미나마타병의 원인 물질이 아닌 것으로는 밝혀졌지만, 그것으로 의심될 만한 충분한 과학적 근거가 있었던 것이 사실이고, 그 학설의 추이에는 과학자로서 엄격한 자기비판을 하면서 실험을 거듭해 가는 발자취가 나타날지언정, 세 번씩이나 설이 바뀌기도 하고 학내에 몇 가지의 설이 있었다는 것을 비난하는 것은 적절하지 않다. 오히려 이러한 실증적인 실험에 근거하여 세워진 설과 폭약설이라든가 아민설 등을 동렬로 나열하는 것에서 칫소의 의도가 나타나 있는 것이다. 폭약설 또는 아민설 등은 지금까지 한 번도 학설로서 문제화 된 적도 없고 실증성이 결여되어 있어 전혀 설이라고 말할 수 없다(그것은 나중에 자세하게 언급하고자 한다).

미나마타병의 원인 물질이 메틸수은화합물이라는 것이 명확해진 현재 이들 쿠마모토 대학 연구는 별로 평가받지 못하고 있지만, 미나마타에서는 사실 이들 물질에 의한 농후한 오염이 존재하였고 이후에는 이것들이 문제로서 남는다. 또한 다중오염은 오늘날 공해에 있어, 하나의 큰 중요한 부분을 이룬다고 생각한다. 미나마타에서는 메틸수은으로 밝혀진 이래 이 중요한 문제가 망각되어 버렸지만 다중오염설이야말로 오히려 지금부터 일어날 가능성이 있는 공해 문제의 규명에 있어서 기선을 잡았다고도 할 수 있다. 그러나 이와 같은 미나마타병 원인규명 과정을 볼 때, 이후로도 여러 공장에서 여러 물질이 흘러나와 그것이 복합적으로 작용하여 어떤 중독이 인체에 일어날 경우 그 원인 규명은 매우 곤란하다는 것은 각오해야 한다.

Ⅲ. 수은 때문임을 밝혀내다

3세에 발병, 현재 19세. 호소카와(細川) 원장의 "괴질 발생하다" 라는 보고의 계기가 되었다.

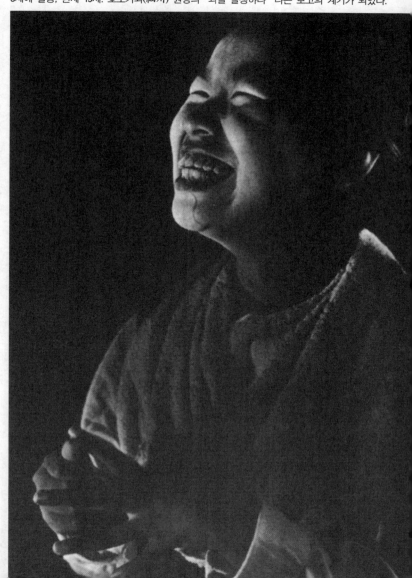

유기수은설이 대두되다

맥칼파인(McAlpine)의 지적

1958년 3월 13일과 14일, 2일간 영국의 신경학자 맥칼파인(McAlpine)이 미나마타를 방문하였다. 그는 이 무렵 쿠마모토 대학 신경정신과에 다발성 경화증 연구를 위해 왔던 것인데, 미나마타에서 15명의 미나마타병 환자를 보고 시야협착, 난청, 운동실조 등의 증상은 영국의 헌터-럿셀(Hunter-Russell)이 보고한 유기수은 중독과 매우 유사하다고 하는 중요한 시사를 주었다. 맥칼파인은 1958년 9월에 그 결과를 ≪란셋(The Lancet)≫ 지에 발표했다. 이것이 원인물질로서 유기수은이 떠오르게 된 최초의 일이다.

맥칼파인의 이 지적은 매우 중요한 의의를 가지고 있다. 그러나 그가 이 결과를 일본신경학회에서 발표하려고 하자 너무나 많은 설이 있어서 혼란스럽다는 이유로 쿠마모토 대학의 모 교수에 의해 저지당했다.

헌터-럿셀 증후군

1958년 9월 26일의 미나마타병 연구반 보고회에서 미나마타병의 병리

소견은 헌터-럿셀(Hunter-Russell)에 의해 보고되었던 유기수은 중독 사례와 완전히 일치한다는 것이 타케우치(武內) 교수에 의해 보고되었다.

헌터-럿셀이 보고한 유기수은 중독을 간단하게 설명하고자 한다. 1937년, 영국의 종자살균제로서 요오드화 메틸수은, 초산 메틸수은, 인산메틸수은 등을 제조하는 공장에서 일하던 노동자와 그 부속연구실의 실험조수 4명이 위중한 신경질환에 이환되었다. 그 임상증상은 매우 특징적으로 사지의 저린 느낌과 통증, 언어장애, 운동실조, 난청, 구심성 시야협착 등이 공통으로 확인되었다. 헌터-럿셀은 또한 쥐(rat)와 원숭이에게 메틸수은화합물을 투여하여 마찬가지로 신경장애를 일으킨다는 것을 확인하고, 이들 환자를 메틸수은 중독이라고 진단하였으며, 이 증상을 유기수은 중독의 중요한 증후군으로서 1940년에 보고하였다. 그 후, 1954년에 그 중 한 사람이 사망하여 부검을 통해 병리학적 소견도 명확해졌다. 그래서 이들 증후군은 나중에 헌터-럿셀 증후군으로서 유기수은 중독증의 진단기준이 되었다.

이리하여 1958년은 출구가 없는 것 같던 긴 미로에서 드디어 밝은 한 줄기 광명이 비친 해가 되었다. 그러나 불길한 징조 또한 보였다. 그것은 배수구의 변경으로 인하여 환자의 발생이 츠나기(津奈木), 이즈미(出水)로 확대되고 미나마타 지역에서도 새로운 환자가 발생했다는 것이다. 또한 이 미나마타병 다발지역에서 새로 태어난 어린이들에게 혼자서는 머리도 가눌 수 없는 중증의 뇌성 마비 같은 환자가 다발하고 있다는 것이 밝혀졌으며, 이 어린이들도 미나마타병일 것이라는 쇼킹한 소문이 들려왔던 것이다. 태아성 미나마타병의 문제에 대해서는 나도 적지 않게 관계를 갖고 있었으므로 뒤에 서술하기로 하고 1959년의 활동을 살펴보고자 한다.

수은에 대한 조사 시작되다

1959년은 미나마타병 환자로서도, 미나마타병 연구의 역사로서도 대단히 중요한 해이다. 1958년 9월경부터 의심되었던 수은이 점점 주목받게 되고, 1959년 2월 9일, 후생성 미나마타병 식중독 부회(쿠마모토 대학 의대 미나마타병 연구반을 그대로 수용하여 후생성의 연구반으로서 동년 1월에 발족)는 미나마타 만내의 수은 분포를 조사할 필요성을 확인하였다. 그 조사 결과 놀랄 만한 사실이 증명되었다. 즉, 미나마타 지역에서의 미나마타병 발생 당시의 어패류 및 미나마타 만내 진흙에서 다량의 수은이 검출되었던 것이다. 그 지리적 분포는 미나마타 만내의 칫소(당시 新日窒)공장배수구 부근을 정점으로 하여 만 안쪽으로 향하면서 감소하는 경향을 보여 이 수은이 공장의 폐수에서 유래한다는 것은 분명하였던 것이다.

햣켄(百間) 배수구 부근의 진흙에는 1톤당 2kg의 수은 즉, 수은광산 정도의 수은이 검출되었으므로 그 분석에 참여한 연구반이 놀랐던 것은 당연한 일이다. 키타무라(喜田村) 교수가 말한 '고가의 수은을 설마'가 현실로 존재하였던 것이다. 나중에 이들 진흙 속의 수은 회수를 전업으로 하는 '미나마타 화학'이라고 하는 자회사가 설치될 정도였으므로 실로 미나마타 만은 그야말로 수은 광산화되어 있었던 것이다.

너무 놀라운 수은 오염

수은이 많았던 것은 미나마타 만뿐이 아니었다. 시라누이(不知火) 해 연안 주민, 그 중에서도 미나마타 지역 주민의 모발 속에서 대조 지역인 쿠마모토 시의 주민에 비하여 다량의 수은이 확인되었다.

게다가 전업 어부 특히, 미나마타병 환자 및 그 가족의 모발에서 현저하게 다량의 수은이 검출되었다. 즉 미나마타병 환자의 모발 중 수은량은

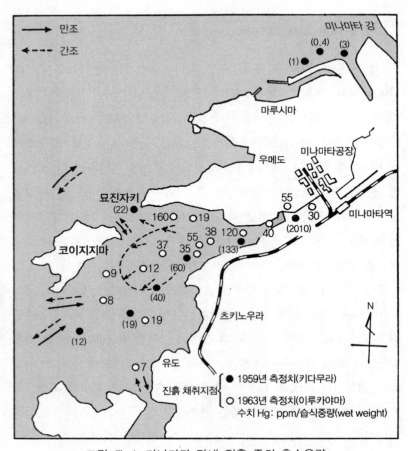

그림 Ⅲ-1. 미나마타 만내 진흙 중의 총수은량

최고 705ppm, 미나마타 지역의 건강한 사람의 수은량은 최고 191ppm, 미나마타 지역 이외의 주민에게서는 4.42ppm이었다. 또 미나마타병 환자의 소변 중에도 다량의 수은이 검출되었다. 즉 1일 30-120㎍(대조군은 0-15㎍)이었다.

생쥐(mouse), 고양이에게 미나마타병을 발병시킨 미나마타 만산의 어패류에서도 다량의 수은이 검출되었다. 즉 미나마타 만 또는 미나마타 강 입구의 어패류에 20-40ppm의 수은이 포함되어 있었고, 시라누이(不知火)

해 지역에도 수은이 광범위하게 퍼져 있다는 것이 증명되었다. 당시 일본의 수은의 허용기준이 1ppm(현재는 0.4ppm - 역자주)이라는 것을 보아도 이 수은량이 얼마나 높은지 알 수 있다.

또한, 해수 중의 수은량은 희박한 데도 만내의 어패류에서 다량의 수은이 검출되고 만내에서 양식한 조개의 수은량은 쉽게 증가한다는 것, 즉 생물체내에서 수은이 농축된다는 것을 밝혀냈다.

또 미나마타병으로 사망한 사람의 장기와 자연 발병한 고양이 및 미나마타 만산 어패류 투여로 발병한 고양이, 생쥐 등의 장기에서도 다량의 수은이 검출되었다.

이 지역 주민의 모발에서도 마찬가지로 높은 수치의 수은이 검출되었다는 것은 이 지역 주민 — 성인, 영유아 및 그 모친 — 이 그 증상유무에 관계없이 농후한 수은 오염에 노출되어 있다는 것을 보여준다. 이런 사실들을 충분히 감안하였더라면 오늘날 지발성(遲發性) 및 잠재성 환자가 문제되기 전에, 그들 환자의 발생 가능성을 충분히 예상했어야 하는 것이다. 그러나 환자도, 환자가 아닌 사람도, 이 지역에서는 모발 수은량이 높았으므로 모발 수은량은 미나마타병의 진단에 결정적인 요소가 아니라는 식으로 받아들였던 것이 현실이었다. 여기에서도 데이터 활용법의 오류가 지적될 수 있다. 어쨌든, 이렇게 미나마타병과 수은의 관계에 대해서 결정적인 데이터를 수집하기에 이르렀다.

1959년 7월 22일에 미나마타병 의학연구반은 비공개로 연구보고회를 열고 다음과 같은 결론을 도출하였다. "미나마타병은 현지의 어패류를 섭취하여 야기된 신경질환으로, 어패류를 오염시키고 있는 독극물로서 수은이 매우 주목된다."

유기수은설

1959년 11월 12일 미나마타 식중독 부회의 답신을 바탕으로 후생성 식품위생조사회 상임위원회는 후생성 장관에게 다음과 같은 답신을 보냈다.

"미나마타병은 미나마타 만 및 그 주변에 서식하고 있는 어패류를 다량으로 섭취하여 생기는 주로 중추신경계통의 장애를 일으키는 중독성 질환이고, 그 주된 원인이 되는 것은 어떤 종류의 유기수은화합물이다."

미나마타병의 원인물질로서의 유기수은이 여기에서 공식적으로 확인되었던 것이지만, 답신한 그 다음날 11월 13일 식품위생조사회 미나마타 식중독 부회는 후생성 장관에 의해 해산을 명령받았다.

이에 대하여 와니부치(鰐淵) 쿠마모토 대학 총장과 세라(世良) 의대 학장은 11월 20일, 울분을 감추지 못한 자세로 기자회견을 열었다.

"연구의 중대단계에서 관계 각 부처 간의 영역싸움 때문에 해산된다는 것은 정말로 유감이다. 미나마타 만 주변의 뇌성 마비 환자 중, 몇 명은 미나마타병 환자일지도 모른다. 공장폐수 채취거부로 과학적인 연구를 할 수 없는 것은 유감이다. 무기수은이 어패류의 체내에서 유기화하는 과정은 가까운 장래에 결론을 낼 것이다."

이 때 쿠마모토 대학 연구반이 필사적인 저항을 했던 것은 미나마타병 연구의 역사 속에서 길이 남을 일이다.

또 미국 NIH의 컬랜드(Leonard T. Kurland) 박사가 그 전년 9월에 미나마타를 방문하여 환자를 진찰하고 어패류와 해수, 진흙을 미국으로 가지고 가 분석하였다. 그리고 미나마타병의 원인물질은 유기수은이라는 쿠마모토 대학 연구를 지지하는 결론을 1959년 12월 8일에 ≪아사히(朝日)신문≫, ≪마이니치(每日)신문≫ 지상에 게재하였다. 이것은 쿠마모토 대학 연구반으로서 큰 힘이 되었다.

칫소 (신일본 질소 주식회사)의 대응

숨겨져 있던 중요한 실험 결과

한편, 호소카와(細川) 원장은 이 무렵 독자적으로 미나마타병의 원인에 대하여 연구를 시작하였고, 1959년 7월 공장 기술부에 괴질 연구실을 설치하였다. 이 괴질 연구실의 '고양이 장부'라고 불리는 연구데이터가 현재 내 손안에 있지만, 이것을 보면 쿠마모토 대학의 연구가 전부 누설되어 공장 측에 알려지고 있었다는 것을 알 수 있다. 즉 쿠마모토 대학의 각 교실에서 원인물질이라고 생각되는 여러 가지 물질을 검토하고 있는 것을, 추가시험의 형태로 이 괴질 연구실에서 모두 반복하고 있었던 것이다. 그것은 그렇다 치고, 이 연구실의 실험 중에는 간과할 수 없는 중대한 사실이 기재되어 있다. 그것은 호소카와(細川) 원장이 시행했던, 공장 폐수를 직접 고양이의 먹이에 뿌려 먹게 했던 실험이다.

즉, 하루 20 g의 초산공장폐수를 먹이에 뿌려 먹였던 고양이가 1959년 10월 7일 마침내 미나마타병을 발병하였다. 실험 메모에 의하면, 7월 21일에 시작하여 10월 7일에 발병하였으므로, 그 기간이 78일이 되는 것이다. 그 병리학적 소견은 큐슈(九州)대학의 엔조지(遠城寺) 교수에 의해, 소뇌 과립세포 탈락 소실 현저, 풀킨예 세포(purkinje's cell)도 변성 탈락,

대뇌 각부에 신경세포 위축변성이라고 확인되었다. 이 소견이야말로 바로 미나마타병 고양이의 소견 그 자체였다. 이것이 그 유명한 고양이 400호의 실험결과이다.

이후로도 폐수 투여에 의한 고양이 실험은 호소카와(細川) 원장에 의해 계속되었지만, 그 후 중요한 고양이의 뇌 표본을 도쿄 대학의 사이토(斎藤) 씨에게 검토 의뢰하였으나 분실되었다고 되어 있다[호소카와(細川) 메모]. 어쨌든 이 중요한 소견은 끝내 공표되지 않았던 것이다. 폐수를 직접 투여하여 유기수은 중독을 일으켰다는 것은 폐수 속에 유기수은 그 자체가 포함되어 있다고 하는 매우 중대한 사실을 보여준다. 그 후 이 고양이의 폐수투여 실험에 있어서 고양이 장기의 수은 정량까지 실시하고 있었으므로, 수은이 원인이라는 것을 알고 있음이 확실하다. 뒤에서 서술하는 바와 같이, 이 무렵 폐수 속의 무기수은이 어떻게 유기화 하는가라는 문제에 봉착하고 있던 쿠마모토 대학 연구반이 이 실험을 만약 알고 있었더라면 사태는 크게 진전되었을 것이다.

그렇다고 해도 '무기수은이 어떻게 하여 유기화하는가'라든지, '유기수은 속의 어느 물질이 뇌신경세포를 손상시키는가'라는 학문상의 미해결 문제는 공해에 대한 기업의 책임 문제와는 별개의 것이다. 역학적으로 공장폐수에서 기인하는 중독이라는 사실을 알면 기업의 책임 입증은 그것으로 충분한 것이다. 의학적 연구에 있어서는 미해결점은 늘 남게 되고, 어떤 사실이 99% 확실하여도 1%의 의문이 남았을 때, 연구자의 태도로서는 그 1%를 규명하지 않으면 안 되는 것이다. 그러나 그 1%의 미지의 부분이 책임을 지지 않으려는 기업 혹은 행정의 핑계가 되어서는 안 된다. 미해결 문제를 확실히 할 때까지 그 책임을 지지 않으려하는 수법은 피해를 더욱 확대시킨다. 이러한 교훈은, 이후 우리들이 직면할 공해와 기타 건강을 파괴하는 모든 미지의 문제와 맞닥뜨릴 때 꼭 되살리지 않으면 안 된다고 생각한다.

폭약설을 들고 나오다

호소카와(細川) 원장의 폐수 실험에서 1959년 10월 7일 고양이가 발병하였다는 것은, 나중에 재판에서 밝혀졌듯이 공장 간부에게는 보고되었다. 얄궂게도 같은 날 10월 7일, 칫소는 일본화학공업협회의 보고(오오시마(大島) 이사의 논문「미나마타병 원인에 대하여」)를 기초로, 구 일본군이 미나마타에 버린 폭약이 원인으로 의심된다며 구마마토 현 지사에게 조사를 신청하였다. 이것은 이미 1956년 말경에 미나마타 시장이 그 가능성을 시사하고 나서 잊혀버린 것이었는데 여기에서 다시 망령처럼 등장한다.

이에 대하여 쿠마모토 대학 연구반의 격렬한 반론이 이어졌다. 후생성 미나마타 식중독 부회는 현(県) 위생부와 함께 패전 시에 미나마타 만에 유기되었다고 보이는 구 군수물자에 대하여 현지검증을 하고, 구 일본군의 책임자를 조사하여 폭약 투기 사실이 없다는 것을 밝혔다. 그 결과, 폭약설에 대하여 "사실에 반하며, 의학상식을 무시한 태도다"라고 발표한 것이 10월 20일이다.

그러나 공장 측은 다시 10월 24일, 미나마타병 원인 물질로서의 '유기수은설에 대한 당사의 견해'라는 제목의 제 1보를 발표하고, 뻔뻔스럽게도 그 안에서 또 폭약설을 강조했다. 뿐만 아니라 11월 11일에는 도쿄 공대 키요우라 라이사쿠(清浦雷作) 교수가, 공장폐수는 미나마타병의 원인으로 생각할 수 없다는 논문을 통상성에 제출한다. 그리고 한편, 공장폐수에 의한 고양이 발병을 안 공장 간부는 11월 30일, 호소카와(細川) 원장의 실험을 금지시켰다. 이런 사실들은 미나마타병 재판에서 명백하게 밝혀졌다.

1959년은 실로 머리가 빙빙 돌 정도로 활동했던 해이다. 즉 쿠마모토 대학이 수은설에서 한 걸음 더 나아가 유기수은설로 바싹 다가가는 마지막 과정에서, 지금까지 그들의 노력을 무시하고 비웃듯이 여유가 있던 칫소(당시 新日窒) 공장이 돌연히 그에 대하여 반론을 전개하고, 폭약설과 아민설을 연이어 등장시키는 것이다. 이러한 '학설'은 연구자에게는 문제가 되지도 않는 반론이었지만, 적어도 궁지에 내몰린 환자들에게 "앞으로 언제쯤 되어야 미나마타병의 원인을 알 수 있는 것일까"라는 불신감과 불안감을 심어주기에 충분하였고, 여론에 대하여도 미나마타병은 아무래도 빨리 해결될 수 없을지도 모른다는 인상을 주었다는 점에서는 성공적이었다. 특히 용서할 수 없는 것은, 칫소는 호소카와(細川) 원장의 연구에 의해 공장폐수 속에 이미 유기수은이 포함되어 있다는 가능성을 알고 나서, 즉, 공장 폐수의 책임이라는 것을 알면서도, 한편에서는 반론을 내어 여론을 호도하고 환자들에게 불안을 주며 그리고 나서 보상교섭을 서둘러 끝내려고 했던 것이다. 그 해는 시라누이(不知火) 해 연안 어민들의 공장난입과 '환자 가족 상조회'(전년도인 1958년 8월에 발족)로 결속하여, 공장에 보상금을 요구하는 움직임이 있었지만 앞에 서술한 것과 같은 반론의 제출은 환자들에게 매우 중대한 영향을 미쳤다.

공장폐수는 어떻게 되었나

게다가 그 사이, 적어도 환자가 공식적으로 발견되고 나서도 3년간이나 공장폐수는 그대로 방치되어 있었다. 환자는 계속하여 발생하였으며 어획은 격감했고 또 잡아도 팔리지 않아, 미나마타는 물론 시라누이(不知火) 해 전역의 어민들의 생활은 완전히 파괴되어 버렸다. 참을 수 없게 된 어민들은 1959년 8월 6일, 12일, 17일에, 정화장치를 설치할 것과 1억 엔의 어업보상금을 요구하며 공장에 들이닥쳤다. 또 아시키타(芦北), 유노우라(湯浦) 어협은 10월 17일에 네 가지 항목의 요구서를 내걸고 공장에 들어가 경찰과 충돌하였다.

이 같은 배경 속에서, 그토록 대단한 통상성도 겨우 10월 21일이 되어 칫소에 대하여 미나마타 강 입구의 폐수방출을 즉시 중지하고, 종래대로 핫켄(百間) 항 쪽으로 되돌릴 것, 연내에 폐수정화장치를 설치할 것을 지시하였다. 그래서 겨우 칫소는 폐수정화장치 공사를 착공하고, 싸이클레이터(cyclator: 교반시켜 침전시키는 정화 설비-역자주)를 중심으로 하는 폐수처리 설비를 1959년 12월 19일 완성했던 것이다.

그런데 놀랍게도 이 싸이클레이터는 전혀 그 효과가 없었던 것으로 밝혀졌다. 니이가타(新潟)의 미나마타병 재판에서 미나마타의 전례가 있는데도 폐수 및 기타 대책을 전혀 세우지 않았다는 것을 추궁당한 쇼와 덴코(昭和電工)의 상무이사 안도 노부오(安藤信夫) 씨는 다음과 같이 대답하였다. "당시 칫소에 문의하였더니, 칫소의 정화조는 사회적 해결 수단으로서 만들어진 것으로 유기수은의 제거에는 아무 도움도 되지 않는다고 회답하였다"고 증언하고 있다. 즉, 결국 싸이클레이터는 실제로는 효과가 없으며 단지 여론 무마용이라고 칫소의 간부가 말했으므로, 자기네 회사[쇼와 덴코(昭和電工)]에서는 그 같은 눈가림은 하지 않았다는 의미일 것이다. 이와 같은 눈속임을 칫소가 하고 있었다는 것을 일본의 모든 국민이 알기를 바란다. 오늘날, 미나마타의 환자와 주민들이 얼마나 긴 고통을 짊어지고 살아가고 있는지를 생각할 때 인간으로서 이와 같은 짓을 저질렀다는 것을 결코 용서해서는 안 된다.

뿐만 아니라 싸이클레이터가 완성되자 그 준공식 때 테라모토(寺本) 쿠마모토 현 지사를 비롯한 다수의 내빈 앞에서, 칫소 사장은 싸이클레이터를 통해 나온 물을 마셔 보이는 속이 뻔히 들여다보이는 쇼를 하였다. 이 때 실은 아세트알데히드 폐수는 싸이클레이터를 통과하지 않았던 것이다. 따라서 당연히 사장이 보여주며 마신 물은 유독할 리가 없었다. 아마도 칫소가 아세트알데히드 폐수를 싸이클레이터로 통과시키지 않은 것은, 앞서 서술한 호소카와(細川) 원장의 고양이 실험 결과를 알았기 때문이며 싸이클레이터의 효과를 처음부터 믿고 있지 않았기 때문일 것이다. 기만 그 자체였다.

그 후 마침내 1960년 6월부터, 일부 폐수 순환방식을 도입하고, 1966년 6월부터 완전 순환방식을 도입했으며, 그 단계에서 비로소 이론적으로는, 폐수 중에 수은이 포함되지 않게 되었다. 그러나 사실은 1968년 5월, 아세트알데히드 제조가 중지될 때까지 폐수는 흘러넘치거나 또는 세정과정에서 다량으로 흘러나갔다.

또 1966년 5월경 칫소가, 될 수 있는 한 시민의 눈에 띄지 않는 방법으로 하치만(八幡) 풀에서 파이프 3개 설치하여 폐수를 직접 바다 속으로 방출하고 있는 것이 발각되었다(이것은 한 시민의 제보로 미나마타 시의회 공해대책 특별위원회가 적발하였다).

따라서 당연히 미나마타 만의 어패류의 위험성은 사라지지 않았던 것이다. 그것은 미나마타 만 및 그 부근의 어패류의 수은량을 추적조사를 하고 있던 이루카야마(入鹿山) 교수의 보고에 의해 확실하게 증명할 수 있다. 이런 사실은 미나마타병이 언제까지 발병하고 있었는가 하는 문제가 나중에 검토될 때, 중요한 의미를 갖는다.

환자들의 보상 요구

1959년, 이와 같은 사회 문제와 의학연구로 정신없을 정도의 움직임 속에서, 환자들은 여전히 불안과 빈곤에 떨며, 고독한 싸움으로 내몰리고 있었다. 환자 가정 상조회는 보상금 2억 3천만 엔, 1인당 3백만 엔을 요구하면서 공장과 교섭을 시작했지만, 공장 측은, 11월 12일의 (앞에 서술한 후생성의) 발표에서 병의 원인과 공장폐수와의 관계는 아무것도 확실하지 않다고 하므로, "제로"라고 회답하였다. 이에 분노한 환자 상조회는 11월 28일부터 공장 정문에서 농성을 시작하였다.

그러나 이 같은 환자들의 궁지에 몰린 행동에 대하여 공장노동자도, 시민도, 어협마저도 환자들에게는 차가웠다. 칫소 노동조합마저도 종업원 대회에서 "미나마타병의 원인이 미확정인 현재, 공장의 조업정지에는 절대 반대한다. 우리들은 폭력을 부정한다. 공장을 폭력으로부터 지키자"고 결의하였다. 또, 시장, 시의회 의장, 상공회의소, 농협, 칫소 노조, 지역 노조와 공동으로 "공장배수를 멈추는 것은 공장을 파괴하는 것이고 시를 파괴하게 된다"고 테라모토(寺本) 지사에게 요청하고, 현의 경찰에게는 "폭력행위에 대해 충분한 경비를 할 것"을 요청하기도 했던 것이다.

중재안을 받아들이다

그와 같은 힘든 정세 속에서 환자 가정 상조회는 마침내 테라모토(寺本) 쿠마모토 현 지사 등을 중심으로 하는 미나마타병 분쟁 조정 위원회의 중재안을 받아들였다.

한해도 저물어가는 12월 30일, 이 안을 받아들이지 않으면 조정위원회가 손을 뗀다고 하자, 환자들은 생활의 어려움과 고립된 투쟁 속에서 마침내 눈물을 머금고 '위로금 계약'에 조인하였던 것이다. 사망자 30만 엔, 생존자에게는 연금으로서 성인 10만 엔, 미성년자 3만 엔, 장례비 2만 엔이 주된 내용이었다.

또한 이 계약서에는 파렴치한 문장이 들어있었다. '이후 마나마타병의 원인이 칫소라고 밝혀져도 일체 보상금을 다시 요구하지 않는다. 만약 칫소와 관계가 없다는 것이 밝혀지면, 즉시 보상을 중지한다'는 항목이다.

더 나아가 거의 주목받지 못했지만, 제 3조에 '이후 미나마타병 환자의 인정은 협의회에 의한다'고 하는 항목이 돌연히 삽입되었다. 사실은 계약 조인 5일 전인 12월 25일에, 지금까지의 관례적인 심사 방법을 고쳐서 후생성 관할의 소위 공적 성격을 분명하게 한 미나마타병 환자 심사협의회가 설치되었다. 왜 연말이 임박한 12월 25일에 그와 같은 일을 해야만 했을까. 그것은 30일에 조인된 위로금 계약의 제5조를 만들기 위한 복선이었다. 그리하여 심사협의회의 의학적인 성격은 소멸되고, 칫소의 환자인정(보상을 받을 자격이 있는지 없는지의 판정)의 하청기관으로서 변질되었던 것이다. 이때 당시의 쿠마모토 현 위생부장이 "현재는 쿠마모토 대학 내과 토쿠오미(德臣) 조교수, 미나마타 시립 병원 부원장, 시의사회 간부, 미나마타 보건소장 등 8명이 진단해 왔지만, 미나마타 시 밖에서도 발생하기 시작했으므로 국비치료와 이후의 보상 문제도 있어 정식으로 심사기관을 설치하게 되었다"고 진술하고 있는 것으로, 그 동안의 사정을 알 수 있다. 이 심사협의회의 성격이야말로 오늘날 잠재적 환자의 문제에까지 영향을 미치고 있는 것이다. 물론 심사협의회 위원들은 그런 사실을 인식하지 못했겠지만.

유기수은의 확인

유기수은 연구 진행되다

1960년 2월 14일 쿠마모토 대학의 우치다(內田) 교수(생화학)는 미나마타 만산의 보랏빛 조개 속의 미나마타병 원인 물질은 유기물이라는 것을 증명하고, 유황을 함유한 유기수은 결정을 분리하는 데 성공하였다. 또, 세베(瀨辺) 교수(약리학)는 64종에 이르는 유기수은화합물을 합성하여 흰쥐에게 투여하고 어떤 유기수은화합물이 실험적으로 미나마타병을 발병시키는가를 살피는, 유기수은화합물의 구조와 미나마타병 발병과의 관계를 밝히는 연구를 실시하였다. 그 결과 발병시키는 유기수은화합물은 메틸, 에틸, n-프로필기를 갖는 화합물인 반면, 탄소원자가 4개 이상인 것은 발병시키지 않는다는 것을 알아냈다. 또한, 우치다(內田) 교수는 먼저 추출한 물질이 황화메틸수은이라는 것을 알아냈고, 이 물질을 사용하여 토쿠오미(德臣), 타케우치(武內), 두 교수는 고양이와 쥐에게 미나마타병을 발병시켰다. 또한, 우치다(內田) 교수는 이 물질을 합성하는 데도 성공하였다. 또 이루카야마(入鹿山) 교수도 미나마타 만산의 모시조개에서 염화메틸수은을 추출, 결정화하는 데 성공하였다.

그러나 이러한 연구결과들이 속속 나왔음에도 불구하고 칫소는 집요하게 반론을 계속했다.

수은설에 대한 반론

한편 1960년 4월 13일, 도쿄 공대 키요우라(清浦) 교수는 다시 신문지상에 미나마타병의 아민설을 발표한다. 이보다 먼저 키요우라(清浦) 교수는 전국 몇 군데의 어류의 수은량을 측정하고, 미나마타는 다른 곳과 비교하여 수은량이 많지 않다며 쿠마모토 대학 수은설에 반론하였지만 대조군으로서 선택한 장소가 문제였다. 즉 도쿄대학 우이 준(宇井純) 씨의 지적에 의하면, "스미다(隅田) 강, 이세(伊勢) 만 등, 일본에서도 가장 다중오염이 심한 곳을 선택하였다. 더구나 이세(伊勢) 만에는 아세트알데히드 공장의 폐수가 흘러들고, 나오에츠(直江津)는 상류에 수은공장이 있었으며, 수은을 분석한 생선도 여기에서 잡은 것 같지만 그것을 일부러 숨기고 있었고, 그 밖에 홋카이도(北海島) 동부 및 츄고쿠(中国) 산맥에도 수은 광맥이 있어 수은이 많다"는 것이다. 이와 같은 사실들은 처음부터 무언가 의도를 갖고 있었다고 의심하지 않을 수 없다.

키요우라(清浦) 교수의 아민설은 다음과 같은 것이다. 즉 미나마타의 조개를 효소로 가수분해한 여러 가지 성분을 쥐에게 주사하면 미나마타병과 매우 비슷한 병을 일으킬 수 있으며, 이 성분에는 수은이 포함되어 있지 않고 유독성 아민이 포함되어 있다고 하는 것이다. 의학적으로는 전혀 반론이랄 정도의 것도 아니지만 매스컴은 꽤 시끄러웠다.

또한 이것을 계승하는 듯이, 다음해 토키타(戸木田) 교수[토호(東邦)대]는 쿠마모토 대학 유기수은설에 반론할 목적으로 「고양이의 미나마타병 원인에 관한 실험적 연구(제1보)」라는 제목의 66쪽에 이르는 방대한 논문을 발표하였다. 토키타(戸木田) 교수의 요지는 "미나마타병의 유독물질의 실체는 생선 체내에서의 대사과정 중의 한 물질이거나 혹은 부패 과정

중의 유기화합물이며, 수용성에다가 불안정하고, 단백 아민(목하 실험 중)일 공산이 크다"는 것이 결론이다. 그러나 지금 그 논문을 다시 읽어보면, 토키타(戸木田) 교수가 말하는 미나마타병이라는 것은 심장장애를 주 증상으로 한 순환장애에 의한 쇠약사인 것 같다.

여기에서 간과해서는 안 되는 것은 그 실험 방법이다. "'시장에 가져가도 팔리지 않을 정도로 부패되기 시작한 생선을 먹였기 때문에 어린이들이 발병하였다'고 어부 중에는 스스로 필자[토키타(戸木田)]에게 증언했던 환자도 있었다"고 하며 토키타(戸木田) 교수는 썩은 생선이 원인이라는 가설을 세우고, 생선을 부패시켜 그 즙을 고양이에게 먹였던 것이다. 부패된 생선은 각지에서 모았지만, 부패한 즙을 먹이면 고양이가 어떠한 증상을 일으키고 죽는 것은 당연하다. 문제는 그 죽은 고양이가 미나마타병과 같은 증상인지 아닌지 하는 점이다. 그러나 그렇게 특징적인 고양이의 뇌 병변에 대한 기재도 없고 그에 대한 고찰도 없다. 더구나 중요한 유독성 아민에 대해서는 목하 실험 중이고 실체는 불명확하다고 한다. 제2보는 나오지 않았다. 그것이 아무리 논문의 형식을 갖추고 있다고 해도, 학설로서 가치가 없다는 것은 명백하다. 말할 것도 없이, 미나마타 사람들은 가난하지만 풍성하고 신선한 생선을 마음껏 먹을 수 있는 작은 권리는 가지고 있었던 것이다. 이 사실은 미나마타에 와서 미나마타 사람들의 생활을 조금이라도 본 사람들은 금방 알 수 있는 사실이다.

이것은 단지 남의 일이 아니며, 우리 의학자들에게 최초의 가설이 틀리게 되면 얼마나 실험 전체가 잘못되는지를 보여주는 견본 같은 것이다. 나로서는 그렇게 생각하고 싶지 않지만, 어쩌면 처음부터 어떤 의도를 가지고 꾸며진 일인지도 모른다. 이 논문의 마지막에 칫소 KK, 일본화학공업협회 오오시마(大島) 이사, 키요우라 (淸浦) 교수 등에게 사의를 표하고 있는 것도 간과할 수 없다.

무기수은은 어디에서 메틸화하는가?

그러나 쿠마모토 대학 연구반은 그런 잡음에 귀 기울이는 일 없이 메틸수은이 미나마타병의 원인이라는 심증을 굳혔다.

1961년 9월 10일부터 13일에 걸쳐 열린 로마의 제7회 국제신경병학회에서 우치다(內田), 타케우치(武內), 토쿠오미(德臣), 키타무라(喜田村) 교수가 각각의 연구를 발표하여 세계의 주목을 받았다. 그러나 여전히 남는 문제는 어디서 무기수은이 메틸화하는가 하는 점이었다. 앞에서 설명한 것과 같이 호소카와(細川) 원장의 실험을 이 단계에서 알았더라면 문제는 쉽게 해결되었을 것이다. 그 실험 결과를 감추고 있었던 기업의 책임은 실로 크다(게다가 그 결과를 숨기고 위로금 계약을 환자에게 강요하였던 것이다). 쿠마모토 대학 연구반은 메틸화 메커니즘에 대한 가설을 세우고 그 하나하나를 비판하면서 실증해 가지 않으면 안 되는 단계에 와 있었다.

이하 세베(瀨辺) 교수의 논문 속에서 그 가설을 요약하여 보자.

첫째, 칫소 미나마타 공장에서 사용된 수은이 어패류 체내에서 유기화한다고 하는 생각이다. 이것에 대해서는, 검은 조개로부터 여러 종의 어류에 이르는 각종 생물을 일정기간 미나마타 만내로 옮기면 쉽게 유독화 한다는 것으로 미루어, 적어도 어패류의 체내에 들어가기 전에 수은이 유기화한다고 볼 때 이 가설은 부정된다.

둘째, 수은염과 유기수은의 용해액 속에서 모시조개를 사육한 결과 십여 일 만에 상당량의 수은 축적을 확인하였으며, 특히 미나마타병 발병 관련 유기수은은 100ppm 또는 그 이상의 고농도[이루카야마(入鹿山) 교수의 연구]로, 그것도 신경절에 축적되는 점이 기타 무기수은염의 거동과 다르고, 체내에 침입, 흡수되기 전에 이미 미나마타병 발병관련 화합물로서 구조를 갖추고 있다고 생각된다.

셋째, 미나마타 만 해수 중에 이미 미나마타병 발병관련 유기수은이 존재하고 있었다고 한다면 공장에서 유출된 수은이 해양 중에서 유기화한다는 것이 그 다음으로 검토되어야 한다. 그것이 아니면, 다른 공장에서 방류된 어떤 종류의 유기물과 해수 중에서 화학적으로 반응하여, 미나마타병 발병 물질을 만들 가능성도 생각해 볼 수 있다. 그러나 일반적으로 바다 속에서 생물을 매개로 하지 않고 일어나는 유기물질의 화학변화는 용존산소에 의한 산화이며, 고분자에서 저분자로, 최후에는 CO_2, H_2O 등으로 귀착되는 것이 상식이고, 미나마타병 발병성 물질이 보다 간단한 소재로부터 해수 중에서 합성된다고 생각할 수 없다.

또한 초산공장에서 방류된 초산 슬러지 속에 포함되어 있는 고분자의 산성 유기수은화합물이 해양 중에서 산화 붕괴될 때, CO_2, H_2O, Hg, HgO 등으로 귀착되는 최종단계 가까이에 와서는 탄소원자수가 적은 소위 미나마타병 발병관련 유기수은이 될 수도 있다고 생각되지만, 그러나 이것은 전혀 실증성이 결여되어 있다.

마지막은 초산 슬러지 이전 단계에서 즉 아세틸렌 가수 반응로 속에서 직접 유기수은이 생성되어 이것이 해수에 직접 방류되었다고 하는 생각이다.

이들 몇 가지 가설은 메틸수은화합물이 아세틸렌 가수 반응의 부산물로 발생한다는 것이 확인된 오늘날에는 별로 중요시되지 않는다. 그러나 자연계에 있어서 무기물의 유기화 문제나 서로 다른 종류의 공장 폐수가 해양 속에서 반응을 일으키는 문제 등은 이후 매우 중요한 연구테마로서 남을 것이다. 이것은 이후 일어날 수 있는 공해 문제에서 하나의 큰 문제 제기가 되었다고 할 수 있을 것이다.

세베(瀬辺) 교수의 절실한 호소

다음해 1962년 4월, 세베(瀬辺) 교수는 앞에서 설명한 여러 가지 가설을 검토한 뒤에 지극히 중요한 제안을 하였다. 조금 길지만 인용한다.

미나마타병의 원인 물질이라고 생각되는 유기수은화합물이 칫소(新日窒) 미나마타 공장에서 만들어져 이것이 어패류의 체내에 섭취·축적되었다고 하는 견해는 이미 이루카야마(入鹿山), 키타무라(喜田村), 그 외 쿠마모토 대학의 여러 교수에 의해 주장되어 왔으며, 우리들도 앞서 말하여 온 각종 실험 결과로부터 동일한 결론에 도달하게 되었다. 또 미나마타병 원인물질 은 최저급 알킬수은화합물이며, 이것들은 아세틸렌 가수반응 공정에 동반 돼 생성되어 초산 슬러지 및 초산공장의 여러 폐수와 함께 미나마타 만에 방류되어 왔을 것이라는 생각을 떨쳐버릴 수가 없다. 이 점은 오늘날까지 미나마타병 연구자의 검색의 손이 닿지 않았던 유일한 맹점이며, 우리들도 오랜 기간 여기에 생각이 미치지 못했기 때문에 충분히 검토할 수 없었다. … (중략) …

미나마타병 발생 이래, 미나마타공장에서의 초산합성공정의 작업조건 및 수은 회수 방식은 몇 번인가 바뀌어, 최근에는 전혀 슬러지를 발생시키지 않는 조건하에서 조업하고 있다고 들었으므로, 오늘날에 있어서 과거와 같은 연구자료를 수집하는 것은 기대할 수도 없다. 그러나 들은 바에 의하 면, 수산청은 병인의 추적연구를 단념하고 미나마타병 관련 연구를 완전히 중지하였으며(1962년 3월 말일), 또 한편 아세트알데히드 합성공업도 아세 틸렌에서 출발하는 경로는 곧바로 폐지될 운명에 있다고 하므로 지금의 기회를 놓치면 미나마타병 문제의 진상은 오랫동안 어둠 속에 묻혀버릴 수밖에 없을 것 같아 걱정된다. 그래서 이번에 미나마타공장 연구실의 여러분에게 간절히 바라고 싶은 것은, 과거의 작업 기록을 소급하여 왕년과 같은 조건하에서 모형 실험적 규모로라도 아세틸렌 가수반응을 재현하여 필요한 자료를 채집하고, 스스로 최후의 검색을 완수함과 동시에 공장 밖의 연구자에게도 공여해 주시기를 바라는 것이다.

물론 이것이 회사로서는 불유쾌한 일임에 틀림없겠지만 결과에 따라서 는 미나마타 만 지역의 어로를 부활시켜 관계어민의 생활을 안정시키는 것도 가능하고 대기업으로서 책임을 완수할 뿐만 아니라 한편으론 아세틸 렌 가수반응에서의 수은촉매의 작용 메커니즘에 새로운 지견을 더하게 되는 것이기도 하므로 공업기술자로서 만족할 만한 부분도 적지 않다고 생각되어, 감히 이렇게 제안하는 것이다.

- ≪닛신(日新)의학≫, 49권 9호

인용이 조금 길었지만, 그 무렵의 연구자의 기분과 그 배경을 잘 나타내고 있다고 생각한다. 그러나 세베(瀨辺) 교수의 절실한 호소는 계속 무시되고 만다.

마침내 진상을 밝혀내다

한편, 칫소 부속병원의 호소카와(細川) 원장은 초산공장 아세트알데히드 공정의 증류폐수 중의 수은화합물의 대부분이 메틸수은화합물이고 고양이에게 투여하면 미나마타병이 발병한다는 것을 증명하였다. 그 분은 이것을 최종 보고서로서 회사 기술부에 제출하고 퇴직했던 것이다. 이 중대한 사실이 그대로 어둠 속에 묻혀버리려 할 때에 너무 우연하게도 행운이 찾아왔다. 이 부분의 사정은 우이 준(宇井純) 씨가 상세히 기억하고 있다(『공해의 정치학』). 요컨대 이루카야마(入鹿山) 교실에 1960년에 초산공장의 반응관에서 직접 채취한 슬러지의 아주 일부분이 보존되어 있는 것이 발견된 것이다. 물론 이것이 분석된 것은 말할 필요도 없고 이 속에서 무기수은 외에 유기수은화합물이 증명되었던 것이다(슬러지 속에서 검출된 총 수은량의 25%가 메틸수은이라고 할 때, 10-20ppm의 총 수은 양에서 계산하면, 2.5-4ppm의 메틸수은화합물이 포함되어 있었다고 할 수 있다). 이 메틸수은은 앞서 이루카야마(入鹿山) 교수가 모시조개에서 분리, 결정화한 염화메틸수은과 같은 것으로 밝혀졌다. 이로써 어패류 속에 존재한 미나마타병 발병 물질, 메틸수은화합물은 앞에서 세베(瀨辺) 교수가 시사한 것과 같이 공장의 공정에서 직접 배출되었다는 것을 밝혀냈던 것이다.

이루카야마(入鹿山) 교수의 발표는 1963년 2월 16일의 일이었다. 이리하여 미나마타병의 원인은 멋지게 해명되었다. 그것은 너무나도 길고 긴 시간 – 환자의 발견으로부터 실로 7년 – 이었다. 그러나 인류가 경험한 이 미증유의 환경오염에 의한 중독사건은 온갖 어려운 조건 속에서 마침내 그 원인을 규명했던 것이다. 오늘에 와서 이 미나마타병 연구의 역사를 되돌아 볼 때, 우리들은 몇 가지 중대한 교훈을 배울 수 있다. 의학자로서의 신념을 관철하여 온 많은 의학자들의 업적은 역사 속에서 올바르게 평가될 것이다.

그러나 이 빛나는 업적의 그늘에는, 설사 미나마타병의 원인이 밝혀졌다 하더라도, 그들에게 지워진 십자가를 평생 등에서 내려놓을 수 없는 환자들이 있었다. 망간 중독에서 셀레늄 중독, 탈륨 중독, 유기수은 중독, 혹은 괴질에서 전염병, 미나마타병으로 이름이야 어떻게 되던, 그들로서는 같은 병고이고 그 고통으로부터 일생 벗어날 수 없는 것이다. 그렇기 때문에 오늘날 미나마타 환자들의 운동은, 아주 오랜 동안 감추어 두었던 인간을 인간이라고 생각하지 않는 기업이라는 괴물에 대한 분노가 분출된 것이고 이는 우리들도 함께 고발하며 연루시키고 있다고 할 수 있다.

IV. 태아성 미나마타병

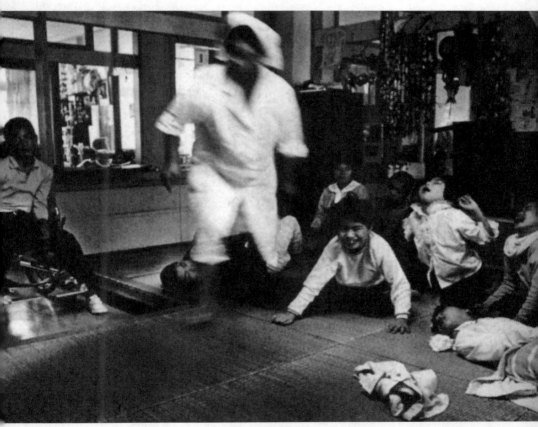

태아성 미나마타병 어린이들, 유노코(湯之兒) 재활센터에서

뇌성 마비가 다발?

처음으로 미나마타에 가다

1959년 10월, 미나마타병의 원인은 메틸수은 중독이라는 것이 공식적으로 확인되고, 동년 12월 위로금 계약이 체결되었으며, 다음해 1960년에 메틸수은이 어패류에서 확인되었다. 이것으로 미나마타병 문제는 매듭지어졌다. 아니, 적어도 일반적으로는 그렇게 받아들여졌다. 1959년의 위로금 계약서에 이후 미나마타병의 원인이 공장이라는 것이 밝혀져도 보상에 응하지 않는다는 제5조가 떠억 살아있었던 것이다. 임상적으로도 미나마타병 환자는 이제 더 이상 발생하지 않는다고 생각하였다. 이제 남은 것은 1958년경부터 호소카와(細川) 원장과 나가노(長野) 교수(소아과), 키타무라(喜田村) 교수(공중위생), 이루카야마(入鹿山) 교수가 주목하고 있던 뇌성 마비가 다발하고 있는 문제라고 일반적으로는 받아들여지고 있었다.

내가 미나마타를 처음 방문한 것은 그런 배경 하에서였다(1961년 7월). 다시 말하자면 극심한 긴장 뒤에 해이해진 시기라고도 할 수 있다. 처음에는 타테츠(立津) 교수가 자신도 환자를 한 번 보고 싶다고 하여 시작된 일이었지만, 이 분은 강인하고 끈질긴 사람으로, 미나마타병 환자를 진찰하고 난 후 그 후유증의 심각함에 놀라 후유증을 빨리 제대로 정리할 필요가 있다는 것을 우리들에게 지시했던 것이다. 우리들은 처음에는 단지 뒤만 따라다니면 된다고 생각했었는데 곧 엄청난 일을 떠맡았다는 생각이 들었다. 미나마타병 후유증 중, 이노우에 타케후미(井上孟文)가 정신증상을, 타카기 모토아키(高木元昭)가 신경증상을 정리하도록 지시받고 연구협력이라는 명목으로 우리들은 그들과 동행하여 미나마타를 자주 방문하게 되었다.

그 무렵의 조사는, 시청에 조사를 하고 싶다고 신청하면 시청 직원이 여기저기 뛰어다니며 환자를 시립 병원과 공민관에 집합시켜 이루어졌다. 그때마다 시립병원의 미시마(三嶋) 부원장과 시청 담당자의 신세를 졌지만 환경오염을 매개로 하는 이러한 질환의 경우, 이와 같은 방법으로는 그 실태를 파악할 수 없다는 것을 처음부터 알았어야 했다.

어린이들에게 이상이

1961년 8월의 여름, 묘진자키(明神崎)에 누운 채 일어나지 못하는 환자를 진찰하러 갔다. 묘진자키(明神崎)는 코이지지마(戀路島)를 향하여 돌출되어 있으며, 미나마타 만의 북쪽을 이루고 있다. 소나무가 아름답고 양쪽으로 바다를 바라볼 수 있게 되어 있다. 게다가 이 곳의 끝에는 아마쿠사(天草)의 섬들이 점처럼 놓여 있어 실로 아름답기 그지없었다. 이런 곳에 그 비참한 미나마타병 환자가 있으리라고는 믿을 수 없을 정도이다.

왕진을 끝낸 미나마타병 환자의 집 근처에서 한눈에 보아도 이상하다는 걸 알 수 있는 두 명의 소년(10세와 6세)이 어둔한 손놀림으로 놀고 있었다. 아빠도 엄마도 일터에 나가고 없는 것일까? 가까이 다가가니 두 아이는 나를 극단적으로 경계하며 입을 다물었다. "엄마는?" 길고 긴 시간이 흐르고, 드디어 "바다"라고 형이 대답했다. "아빠는?" 이번에도 또 긴 시간이 흐른 뒤에 "죽었어요"라는 대답이 들려왔다. 이 아이들의 아버지는 1955년 5월에 미나마타병으로 죽었던 것이다. 아이들의 말투는 어눌하고 알아듣기 힘들 정도로 명백한 언어장애를 보이고 있었다. 동생 쪽은 말을 하지 않고, 목이 흔들흔들 안정되지 못했으며, 이런 종류의 장애아동에게서 특징적으로 볼 수 있듯이 몸을 비비꼬면서 움직이고 다리를 던지듯 내딛고 그저 이를 깨무는 듯한 미소를 보일 뿐이었다.

한동안 지나자 아이들의 어머니가 바다에서 생선을 요리하고 있었는지 아래쪽 바다에서 접시에 회를 담아 가지고 왔다. "이 아이들은 어떻게 된 겁니까?"라는 우리들의 질문에 대하여 처음에 경계하던 어머니도 우리들이 쿠마모토 대학의 의사라는 것을 알자, "형은 미나마타병입니다. 동생은 미나마타병이 아니고 뇌성 마비입니다"라고 대답하였다. 우리들이 미나마타병 환자를 진찰한다고 미나마타 시립병원으로 불러냈을 때, 형은 병원에 진찰받으러 왔지만 동생은 우리들 눈에 띄지 않고 집에 혼자 남아있었던 것이다.

또한, 이 어머니로부터 남편이 미나마타병으로 24세에 사망하였다는 것을 처음으로 들었다. 이 K씨가 바로 먼저 서술한 1954년경 쿠마모토 대학 신경과에 입원하여 원인불명의 소뇌실조증으로 죽은 그 사람이었다. 또 그보다 수년 전부터, 고양이가 미쳐서 바다에 뛰어들어 죽은 일 등을 구체적으로 들었다. "저, 보세요. 저 바위가 있는 저 부근까지 문어나 숭어가 술 취한 것같이 비틀비틀하고 있었어요. 아이들이 그것을 손으로 잡아왔어요"라고 발아래 쪽의 바다를 가리켰다.

두 형제를 비교해 보니 매우 증상이 비슷하여 한번 동생도 진찰을 받아 보라고 권했지만 그 대답은 아주 애매해서 진찰해 달라고도, 진찰해 주지 않아도 된다고도 말하지 않았다. 나중에야 알았지만, 그것은 의사에 대한 불신과 체념이었던 것이다. 이 어머니는 "이 해에 태어난 어린이는 애 말고도 많이 있어요. 우리 사촌도 그래요"라고 말하고, 바다 건너 유도(湯堂) 쪽을 가리키면서 "저 마을에는 예닐곱 명이나 있고 모도(茂道)라는 곳에서는 그 해에 태어난 아이가 전부 그래요"라고, 놀라자빠질 일을 지극히 담담하게 이야기하였다. 우리들은 극심한 충격을 받았다. "왜 미나마타병이 아니라고 생각하나요?"라고 하니까, 어머니는 처음으로 웃었다. 그 웃음은 '선생님들이야말로 알고 계신 것 아닌가요?'라고 말하는 것 같았다. "얘들은 생선을 먹지 않았어요. 처음부터 그렇게 태어난 거예요."

생선을 먹지 않았다. 미나마타병이 미나마타 만산의 어패류를 먹어서 생긴 중독성 질환이라고 하는 미나마타병의 개념, 그 진단기준으로 보면 맞지 않는 것이다. 이 개념이 실증적으로 깨지고 이들 환자들도 미나마타병이라고 인정받기까지, 더욱더 많은 세월이 허비되지 않으면 안 되었다.

후유증의 조사도 일단락된 때였으므로 대학에 돌아와서 타테츠(立津) 교수 등과 이 어린이들에 대해 이야기하였다. 그것은 매우 중대한 문제이므로 모두 함께 조사하기로 하였다. 그리고 그 간사역을 내가 맡는 것으로 결정되었다. 그 당시에는 그 어린이들의 문제를 우리가 처음으로 발견한 것처럼 생각되어 몹시 흥분했지만, 앞에서 서술한 것과 같이 이미 호소카와(細川) 원장, 이루카야마(入鹿山), 키타무라(喜田村) 교수 및 나가노(長野) 교수의 뒤를 이은 하라다 요시코(原田義孝) 조교수(소아과) 등이 이미 계속 다루고 있었다.

인정까지의 긴 여정

태아성 미나마타병에 몰두하다

그 후 나의 본격적인 미나마타 방문이 시작된다. 너무 자주 방문하니까 번번이 환자를 모이도록 하는 것이, 시청 직원에게도 환자 가족에게도 미안하여 환자의 집을 한 집 한 집 방문하며 돌아다니는 방법을 쓰기로 하였다. 다행히도(?) 환자는 움직일 수 없으므로 언제 가더라도 환자를 진찰할 수 있었다. 이렇게 방문해 보면 어떤 집에서는 어린이만 방 한가운데 달랑 재워 놓고 일할 수 있는 가족은 모두 일하러 나가고 없었다. 어떤 곳에서는 노파가 툇마루에서 햇볕을 쬐면서 아이를 안고 있는 정경도 있었다.

그러나 왕진하는 조사방법은 지극히 능률이 좋지 않았다. 당시는 교통편이 나빠서 오전 중에 한 사람밖에 진찰할 수 없는 경우도 자주 있었다. 역전에서 자전거를 빌리려고 하자 "어디 가죠?"하고 물어서, "모도(茂道)에 가요"라고 하면 "모도(茂道)의 어디를 자전거로 간다는 거지?"라고 말하며 웃음거리가 되기도 하였다. 즉, 모도(茂道)에는 자전거를 탈 길이 없었던 것이다. 그러나 이 경험은 나중에 매우 큰 도움이 되었다. 미나마타병 연구의 역사와 생활실태를 직접 볼 수 있었기 때문이었다. 게다가, 시립병원에서는 거의 말이 없었던 가족이 집에서는 여러 가지 이야기를 해주었다.

불신을 받으며

그러나 처음에는 환자 가족들, 특히 환자의 어머니로부터 강한 불신과 원망이 가득 찬 말을 들어야 했다. 대학에서 왔다고 하면 누구라도 당연히 감사할 줄로만 생각하였던 우리들에게 그것은 충격이었다. 대학병원이라는 권위를 빌려 '진찰해 준다'고 하는 지금까지의 자세가 불신으로 이어졌다는 것을 마음속 깊이 느끼게 해주었던 것이다. 시립병원에서 환자를 진찰할 때 환자의 어머니들이 한결같이 입을 굳게 다물고 있었던 것도, 도무지 마음속을 보여주지 않았던 이유도 알게 된 것이다.

"선생님들이 몇 번이고 친찰해 주는 것은 고맙지만, 선생님들은 단지 진찰만 할 뿐이지, 치료해 주지도 않고 병명도 가르쳐 주지 않잖아요? 물론 선생님들도 힘들 거라고 생각하지만, 진찰이 있다고 할 때마다 같이 와야 하는 부모는 하루 일을 쉬지 않으면 안 되고, 또 이 아이들을 버스 태워 데리고 오는 것은 정말로 부끄럽고 싫은 일입니다. 늘 연락이 있을 때마다, '이제 절대 (진찰하러) 가지 않을 거야'라고 결심하지만, 시청 직원에게 미안하기도 하고 일부러 해주는데 라는 생각에, 또 어쩌면 이번에는 결론이 나올지도 모른다고 기대를 갖고 오는 거예요."

"같은 해에 같은 모양의 불구 아이가 서너 명이나 같은 부락에서 태어난 것은 보통 일이 아니잖아요. 나는 미나마타병이라고 생각해요. 선생님들이 뭐라 생각하든 나는 이 아이들의 병이 미나마타병이라고 확신해요. 만약 아니라면 무엇이 원인인지 가르쳐 주세요."

"처음에 큐슈(九州) 대학의 높으신 선생님이 진찰하러 왔었지만, 쓱 진찰하고, '이것은 뇌성 마비입니다'라고 했어요. 자세히 진찰해 보지도 않고서. 그 후 이 아이들은 뇌성 마비라고 내버려 두고 있는 거예요. 그 높으신 선생님은 그 뒤 유노코(湯之兒) 온천으로 회사 사람들과 승용차로 가는 것을 직접 본 사람이 있어요."

이러한 한 마디 한 마디 말을 참고 듣지 않으면 안 되었다. 그러나 그런 와중에서도 타테츠(호津) 교수를 필두로 하여, 교실의 토야(東家), 이노우에(井上), 미무라(三村), 타카기(高木) 등의 협력으로 겨우 데이터를 모을 수 있었다.

임상소견이 일단 정리되었을 때, 나는 이 어린이들의 연구 진행상태를 다시 한 번 처음부터 분석해 보기로 하였다.

태아성 미나마타병 환자의 역학적 사항에 대해서는 1959, 60년에 이루카야마(入鹿山), 키타무라(喜田村) 두 교수가 이미 그 중 14가지 사례를 조사하여 보고하였고, 발생빈도가 높다는 것과 시기적으로 미나마타병 발생과 일치하고 있다는 것은 밝혀진 상태였다. 그 후 수 명이 더 확인되고, 1954년부터 1959년 사이에 모도(茂道), 유도(湯堂), 츠키노우라(月ノ浦) 등 환자 발생지역에서 17명이 확인되고 있었다. 그때까지의 임상적 연구에는 두 개의 접근법을 이용하였다. 하나는 미나마타 지역에 다발한 뇌성 마비 환자의 임상증상을 상세하게 분석하고, 그것이 일반 뇌성 마비와 어떻게 다른가 하는 것을 규명하는 방법이다.

그러나 뇌성 마비라고 하는 것은 하나의 증후군으로서 어떠한 원인으로 발생하여도 그 장애의 정도와 범위에 따라 같은 증상이 나타나는 것이므로 이들 미나마타에서 발생한 뇌성 마비와 다른 지역에서 발생한 뇌성 마비 환자와의 사이에 결정적인 차이를 찾아내는 것은 어려운 일이었다.

또 하나의 방법은, 소아기에 발생한 소아 미나마타병과의 사이에 공통 증상을 찾아내는 방법이다. 그러나 태내에서 중독이 된 경우와 어린이가 미나마타병에 걸린 경우를 비교하면 공통점도 많지만 서로 다른 점도 많았다. 이와 같이 어느 쪽의 임상적인 연구도 아직 한 걸음 더 나아가야 하는 시점에 머무른 채 결정적인 증거를 제시하지 못하였다.

　마지막 남은 방법은, 미나마타병으로 태아에게 이상이 일어난다는 것을 실험적으로 증명하는 것이었다. 미나마타병 연구는 그 역사 속에서 이미 보아온 것처럼 고양이가 중요한 역할을 수행하여 왔다. 따라서 고양이에게 태아성 미나마타병을 발병시킨다면 문제를 해결할 수 있으리라는 것에 생각이 미쳤다. 그러나 곤란하게도 고양이는 싫고 좋음이 분명하여 실험자가 생각하는 것처럼 교미해 주지 않았다. 고양이의 그와 같은 습성은 태아성 미나마타병 연구에 매우 불리하였다. 몇 명의 연구자가 고양이로 태내 중독을 만들려고 하였지만 이것도 제대로 성공하지 못하였다.

이 아이들은 같은 병이다

　이러한 일을 분석해 보면, 그 전도는 지극히 곤란하다는 것을 상상할 수 있다. 그러나 거기에서 문득 생각난 것은, 일반 뇌성 마비와 미나마타병을 비교하여 그 공통점을 찾아내거나 혹은 서로 다른 점을 찾아내는 것이 곤란한 경우, 마지막으로 임상적으로 남는 것은 이 어린이들이 같은 형태의 병(동일 원인에 의한 병)이라는 것을 증명하면 되지 않겠냐는 생각이었다. 그러나 언뜻 보면, 이들 환자들의 증상이 지극히 다채롭게 보였고, 각기 여러 가지 병의 환자로 보였으므로 이러한 증명도 무척 곤란하였다. 어쨌든 나의 생각이 정리되자, 다시 타테츠(호津) 교수를 현지에 모시고 가서 나의 생각을 설명하였다. 다시 말하자면, 개개 환자 증상의 상호관계를 분석하고, 언뜻 보아 다른 질환으로 보이는 이들 환자들의 각각의 증상은 실은 정도의 차이에 따른 것이라는 점과 따라서 이들 환자는 공통 증상을 동시에 확인할 수 있는 동일 질환이라는 것을 설명하고, 이 동일 질환의 원인에 대해서는 역학적인 면에서 증명이 가능하다는 것을 설명하였다.

태아성의 문제를 연구하는 과정에서, 나는 아무래도 일반 뇌성 마비를 좀 더 자세히 볼 필요가 있었다. 타테츠(立津) 교수의 소개로 도쿄 우메노오카(梅ノ丘) 병원에 뇌성 마비와 중증인 뇌장애아를 조사하러 갔었던 것이 그 무렵이다. 그 결과, 여러 가지 원인에 의한 뇌장애아의 증상은 역시 제각각이었고, 미나마타에서 문제가 된 어린이들 임상증상은 동일 질환에 의한 동일 증후군이라고 하는 생각에 점점 확신을 가지게 되었다. 또, 언뜻 본 증상이 제각각이고 다채롭다는 느낌을 받게 되는 것은 그 증상 정도의 차이라는 확신을 갖게 되었다.

또한 역학적인 연구로서 교실원 모두의 도움을 받아 학교의 일제검진을 실시하였다. 즉, 현재 환자가 확인되어 있는 지역의 동일 연령대의 어린이들 16명과 환자가 확인된 해의 1년 전 및 발생이 끝난 다음해에 태어난 74명을 진찰하였다. 이때, 나는 이 지역에 정신박약이 많다는 것과 불완전형 미나마타병이 있다는 것, 모친에게도 일정한 증상이 있다는 것을 밝혀냈으면서도 당시에는 그에 대해 아무 조치도 하지 않고 방치해 두고 말았다. 게다가, 이때 정신박약은 미나마타병과 관계없고 다른 원인에 의한 것이라고 판단하였으나 그것은 오늘날 나 자신에 의해 정정되었다. 그 이유는 나중에 설명하고자 한다. 그 무렵, 타테츠(立津) 교수의 나에 대한 지도는 매우 엄격했다. 내가 어떤 소견이라도 환자 진료기록부에 기재하지 않은 것이 발견되면, 단지 이 한 가지 진찰 항목을 기록하기 위하여 미나마타에 다시 가게 했다.

"죽으면 안다"는 말을 듣고

1962년에 연구는 거의 정리되어 우리는 이들 어린이들이 태아성 미나마타병이라고 확신하게 되었다. 그러나 이전과 마찬가지로 어린이 환자들은 방치된 채였다. 1961년 무렵, 모친들이 의료비 보조를 요구하러 시청에 갔지만 시청에서는 "미나마타병이라고 확실하게 결정되면 여러 가지 손을 쓸 수 있지만……."이라는 말로 피하였다. 그럼 언제 미나마타병으로 인정해 주느냐고 하니까 보건소에 가라고 말하였다. 한편, 보건소에서는 지금 대학의 선생님들이 연구 중이므로 곧 알게 될 거라고 말했다. 그러한 일이 반복되고 있었다. 또한 그뿐만 아니라, 누가 한사람 죽어서 부검하면 알 수 있다고도 말했던 것이다.

1961년 3월 21일 결국 태아성 환자가 사망했다. 당연히 그 아이는 부검되었고, 그 소견에 의해 사망한 어린이가 미나마타병이라는 것이 확실해 졌다. 그러나 이것으로 전원이 미나마타병이라고 인정되었는가 하면 그렇지 못했다. 한 사람은 미나마타병이라고 알게 되었지만, 그 밖의 어린이들이 모두 그렇다고는 아직 알 수 없으므로 또 한 사람 더 죽으면 알 수 있다고 시청에서 어머니들에게 말했던 것이다. 이건 또 무슨 말인가? 그 말대로, 그 어린이들도 또 어머니들도 누군가 죽기를 정말로 기다리고 있었던 것이다.

1962년 9월 15일, 또 한 명의 태아성 환자, 이와○마○가 사망하였다. 사망 소식을 들었을 때, 나는 "죽을 때까지 이 아이를 진단해 주지 못했잖아요. 죽고 나서는 아무 소용이 없어요. 죽기 전에 적어도 계란 하나라도 먹게 해주고 싶다구요"라고 말했던 어머니의 얼굴을 떠올렸다. 나는 그 전에도 몇 번이고 그 아이를 방문한 적이 있었으므로 안타까운 마음으로 그 집에 갔다. 작은 불단에 작고 새로운 위패가 만들어져 있었다. 그 앞에 머리를 숙인 나에게 "선생님은 정말로 대학교수인가요?"라고 모친은 믿을 수 없다는 얼굴로 물었다. 나는 얼굴을 제대로 들 수가 없었다.

그 말대로, 이 어린이도 죽어서 부검을 받았다. 병리학적 소견의 결론이 공식적으로 나온 것은 그 해 11월로 그 결과, 뇌성 마비 17명 전원이 미나마타병이라고 진단될 가능성이 보였다. 다음은 미나마타병 인정을 위한 심사회가 언제 열릴지가 문제였다. 나는 어머니들에게 빨리 심사회를 열도록 진정할 것을 권하였다. 어머니들은 아이들을 업거나 혹은 안고서 시청에 진정하러 갔는데 그때 시청의 답변이 가관이었다. "잘 오셨습니다. 이쪽에서도 여러분의 일을 신경을 많이 쓰고 있었습니다만, 이쪽에서 재촉할 수도 없었어요. 지금 큰 쟁의가 생겨 그것이 끝나고 나서 하려고 했었는데 오늘 이렇게 여러분이 몰려오셨으니까 시로서도 현에 말하기 쉽게 되었습니다." 어머니들로부터 이 이야기를 듣고 나는 화가 나서 참을 수가 없었다.

칫소의 안정 임금제 투쟁

시청 직원이 말한 그 큰 쟁의라고 하는 것에 대하여 조금 언급하고자 한다. 그로부터 바로 전인, 1962년 2월에 新日窒 노동조합(현 칫소 노조)은 임금인상을 요구하며 파업에 돌입하였다. 파업은 길어져, 7월이 되자 회사 측은 안정임금제 실시를 제시하고, 이것을 계기로 소위 안정임금투쟁의 대쟁의로 발전해 간다. 7월 23일, 전면적인 공장폐쇄가 선언되고, 그 날 신일본 질소 신노동조합(소위 신노(新勞), 제2조합)이 결성되었다. 일본의 노동쟁의에서 늘 볼 수 있는 노동자의 분열이 미나마타에서도 일어났던 것이다. 그 뒤는 예정된 코스였다. 제2조합이 생산 재개에 응하여 투쟁을 종료하려고 하자 노동자끼리 피를 흘리게 되는 슬픈 사태가 이 조용한 미나마타의 마을에서도 반복되게 되었던 것이다.

그 무렵 노동쟁의의 한가운데서 나는 피켓이 걸린 가건물이 즐비한 유도(湯堂)와 모도(茂道), 우메도(梅戶), 하치만(八幡)에 매일 다녔는데, 역에 내리면 쌍방의 마이크가 격렬하게 상대를 공격하고 있었다. 노동자끼리 마치 적처럼 서로 저주하는 것을 듣는 것은 무섭기도 하고 슬프기도 하였다. 마을에 들어가면, 제2조합에 간 사람의 이름이 배신자라 하여 길가에 둘러쳐져 있고, 내가 지나가면 피켓이 걸린 가건물에 있던 사람들이 유심히 쳐다보며 내 뒤를 따라왔다. 환자의 집에 들어가도 엿보고 있었다. 청진기를 꺼내는 것을 보고서야, "아, 의사다"라고 말하며, 그제야 모두 돌아갔다. 그래서 나는 자신이 어떤 사람인지 알리기 위해서 청진기를 목에 걸치고 걸어 다녔다. 어떤 때는 공장의 울타리에서 치고받는 싸움이 시작되기도 했다. 허둥대고 사람들이 달려 나간다. 기동대가 달린다. 나는 필요 이상으로 무관심한 척하였다. 나 자신과 관계없다, 미나마타병과도 관계없다, 그렇게 나 자신에게 말하며, 내 페이스대로 조사하며 돌아다녔다. 나는 노동자의 쟁의를 그렇게밖에 받아들이지 않았던 것이다. 공해운동에 있어서 노동자의 역할은 오늘날 매우 중요하다. 당초 미나마타에 있어서는 노동자 그리고 모든 혁신단체, 정당 모두가 환자 쪽에 서지 않았다. 그러나 이와 같은 대쟁의를 겪어가면서 공장안에서 노동자의 생명과 생활을 무시하고 파괴하는 기업의 윤리가 밖에서는 주민의 생명과 생활을 무시하고 파괴한다는 것을 노동자들은 배워나간 것이다. 이후 노동자들은 진지하게 환자 지원에 나서게 되었다.

태아성 미나마타병을 공식적으로 인정

이처럼 미나마타의 어수선하고 살벌한 분위기 속에서 1962년도 저물어가고 있었다. 11월 25일, 쿠마모토 의학회가 열렸다. 그 전전날, 나와 타테츠(쿄津) 교수와의 사이에 약간의 언쟁이 있었다. 그것은 그 무렵 타테츠(쿄津) 교수를 필두로 우리들은 앞의 태아성 환자들이 미나마타병이라는 임상적인 확신을 굳혔고 11월 25일 발표하기로 결정하고 있었다. 그러나 이처럼 쟁의가 커지자 발표하는 것이 좋지 않을 수 있다는 판단이 타테츠(쿄津) 교수의 의견으로 나왔다. 이러한 대쟁의의 한가운데서 회사를 자극하는 것은 좋을 게 없다, 일을 악화시키거나 뒤틀리지 않도록 하여 어떻게든 부드럽게 보상을 인정하도록 하는 쪽이 환자를 위한 것이지 않을까

라는 선의의 판단이었지만, 발표를 하느냐 마느냐로 언쟁을 벌인 것이다. 확실히 그와 같은 이유가 전혀 타당성이 없는 것은 아니었다. 그러나 보상이라고 하는 것은 미나마타병의 경우 앞에 서술해 온 것과 같이 상대의 기분을 상하지 않으면서 할 수 있는 성질의 것이 아니었다. 의사들은 그와 같은 경과나 사정을 잘 알지 못했다. 이처럼 악의는 없었지만 정치적이거나 전체적인 움직임에 대하여 전혀 알지 못했고, 한 측면밖에 보지 못하기 때문에 우리 의사들은 자기규제로 스스로의 모순을 더해가는 경우가 종종 있다.

그러나 학회 당일, 병리학 교실의 타케우치(武內) 교수, 마츠모토(松本) 조교수가 두 어린이들의 부검 소견으로부터 그동안 뇌성 마비라고 생각하고 있었던 이들 환자는 메틸수은이 태반을 경유하여 일으킨 중독이라고 발표하였다. 그 이유 중 하나는 뇌에 수은 특유의 병변이 확인된 것이고 또 하나는 태내에서 초기에 중독되었다고 생각할 수 있는 소견, 즉 뇌의 형성부전이 확인된 것이다.

연이어 내가, 부검된 1예의 임상증상을 설명하고 아직 생존하고 있는 16명의 환자들도 임상적으로는 이 부검된 예와 똑같고 동일 원인에 의한 동일 질환이라고 생각되며 원인으로는 태반경유의 메틸수은 중독이라고 생각된다고 보충설명을 하였다.

예상과 달리 칫소는 쟁의 중임에도 불구하고 비교적 냉정하게 받아들였다. 금방 심사회가 열리고, 29일에는 그 결정을 그대로 수용하였다. 이로써 쿠마모토 대학 연구반은 미나마타병의 임상적 특징에 대한 정립 및 원인규명이라는 빛나는 업적을 남기고 여기에 또 세계 최초의 태반경유 메틸수은 중독을 발견했던 것이다. 그러나 이 어린이들을 인정하기까지 실로 긴 세월이 허비되지 않으면 안 되었다. 길게는 9년이나 걸렸다.

이 어린이들 모친들은, 그 소식을 들었을 때, "역시…라고, 한편으론 안심하였지만, 긴 세월 동안 그 판단이 나오는 것을 기다리다가 드디어 인정되었음에도 불구하고 아주 복잡한 기분이었어요"라고 나중에 내게 말하였다. 미나마타병으로 인정되었다고 해도 이 어린이들의 증상은 조금도 좋아지지 않는다는 허무함이 남았던 것이다. 어제도 오늘도 그리고 내일도 같은 상태가 계속될 뿐 아무것도 변하지 않는 것이다.

사회 문제로서는 일단락

이렇게 미나마타병은 몇 가지의 큰 고비를 넘었다. 그래서 많은 연구자들은 이것으로 미나마타병은 거의 결말이 났다고 생각하였다. 원인이 칫소 미나마타 공장의 폐수라는 것이 명백해진 이상 사회 문제로서 그 책임을 엄중하게 추궁하는 등 끈덕지게 쫓지 말고 오히려 소위 원만한 해결(?) 즉, 칫소로부터 얼마간의 보상금을 환자를 위하여 내도록 하자는 분위기가 지배적이었다는 것은 부정할 수 없다.

논리적으로 말하자면, 의학자는 의학상의 문제점을 규명하면 그것으로 되는 것이고, 그 이후의 일, 즉 의학적 성과를 어떻게 사회 속에 활용할 수 있는지는 정치적 문제일지도 모른다. 그러나 유감스럽게도, 그것이 사회에서 활용되지 못하는 상황에서 의학자는 방관자로 있어도 좋은 것일까? 의학자들은 공장의 책임을 추궁하는 것이 지나치게 사회 문제화되어 그에 휩쓸리게 되는 것을 경계하였던 것이다.

그러나 미나마타병 연구가 끝난 것은 물론 아니었다. 쿠마모토 의대의 많은 연구자들이 메틸수은을 연구실 안에서 집요하게 계속 추적하였다. 동물실험은 계속 반복되고, 그 대사나 장기 내의 분포와 배설, 유기수은의 무독화의 연구, 태반경유의 실험적인 증명, 말초신경의 변화나 복구에 관한 연구 등 다수의 테마는 착실하게 연구실 안에서는 살아있었던 것이다.

1963년 1월에 대쟁의도 일단 종지부를 찍고, 표면적으로는 미나마타는 다시 조용한 마을로 돌아갔다. 이 해 2월에는, 위생학 교실의 이루카야마

(入鹿山) 교수가 이미 서술한 것과 같이 공장 내의 초산 슬러지에서 직접 메틸수은을 추출함으로써 메틸수은은 이미 공장의 생산과정 중에 생성되었다는 것을 밝혀냈다. 이 결과는 결정적이었다. 공장이 직접 원인이라는 움직일 수 없는 증거를 잡아냈으므로 미나마타병은 마침내 끝났다는 인식이 점점 강해져 갔다.

이 무렵, 의학자들이 미나마타병 문제는 사회적으로 끝났다고 생각하거나, 혹은 끝내려고 생각한 것과 마찬가지로 사회적으로도 그와 같은 움직임이 강했다. 유노코(湯之兒)에 재활센터가 만들어지고, 환자의 통원비가 공적 부담으로 되었으며 미나마타 만의 어획금지(자주적 규제)도 일부 해제되었다. 또한 칫소가 쿠마모토 대학의 연구를 눌러 없애려고 획책하여 만든 타미야(田宮)위원회도 칫소 스스로 "세상이 조용해졌으므로 마감하고 싶다"(니이가타 미나마타병 재판에서 증언)고 말함으로써 엄청난 돈을 들이고도 이렇다 할 일도 못한 채 자연 소멸하였다. 우리들도 적어도 미나마타병의 임상적인 연구는 끝났다고 생각하거나 그렇게 믿으면서 앞으로는 환자의 증상 변화 관찰과 치료만 남았다고 생각하고 있었다.

V. 일산화탄소 중독

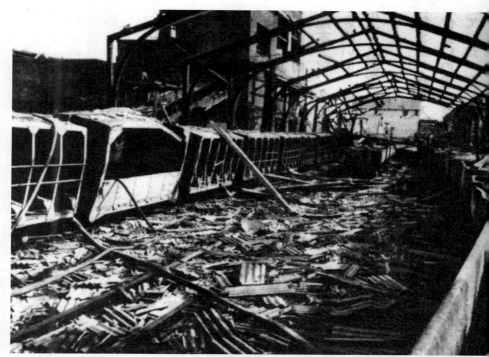

탄광분진 폭발로 엉망이 된 광차의 차고(아사히신문사 촬영)

미이케(三池) 탄광분진(炭塵) 폭발

미이케(三池)의 대폭발 사고

여기에서 나는 미나마타와 미나마타병을 떠나서 내가 경험한 미이케(三池)의 일산화탄소 중독에 대하여 이야기하고자 한다. 이 미이케(三池)의 중독 환자를 진찰·치료했던 체험은 내가 다시 미나마타병 문제로 돌아오는 데 있어 깊은 의미를 갖고 있기 때문이다.

1963년 11월 9일, 쿠마모토 의대는 또 미증유의 큰 사회적 사건에 휘말리게 되었다. 즉 오무타(大牟田) 시(市) 미이케(三池) 미카와(三川) 광산에서 탄광분진 폭발이 일어난 것이다. 이 사고로 인해 당시 갱내에 있었던 1,403명 중 구출 전 사망자가 450명이었으며 구출된 사람은 많지만 일산화탄소 중독에 이환되어 있었다. 다음날 쿠마모토 대학, 구루메(久留米) 대학, 큐슈(九州) 대학의 구급반이 현지로 달려갔다. 우리들은 구급반에 이어 정신증상의 후유증이 표면화된 12월 17, 8일경 현지에 갔다. 미이케(三池)는 일찍이 1960년경의 미이케(三池) 쟁의로 유명한 곳이다.

현지에서는 환자가 몇 개의 병원에 분산되어 입원하고 있어 마치 야전병원으로 생각될 정도였다. 돌보는 환자 가족과 노동자들은 살았다는 안도와 함께 회사에 대한 분노로 살기가 등등하였다. 우리들의 진찰은 우선 일산화탄소 중독환자가 갖는 여러 가지 임상증상을 얼마나 정확하게 짚어낼 수 있는가로부터 시작되었다. 전날 일산화탄소 중독이 어떠한 것인지 알아보기 위해 토야(東家) 의국장이 준비한 몇 가지의 교과서를 번역하기도 하고 발췌하기도 하여 미이케(三池)로 가는 차안에서 모두 읽고 일산화탄소 중독의 이미지를 정리하였다. 그러나 환자를 진찰해 보니 실제의 일산화탄소 중독이 교과서에 쓰여 있는 것과 너무나도 동떨어져 있다는 사실에 놀랐다.

생각해 보면 이와 같은 갱내의 탄광분진 폭발에 의한 가스 발생의 경우 종래에는 거의 사망했기 때문에 이처럼 다수의 중독 환자가 한꺼번에 집단적으로 발생한 경우는 없었다. 이는 일정 조건 아래서 가스를 흡입시킨 인체실험이었다고 해도 좋을 것이다. 이와 같은 경우 교과서적인 고정된 징후학을 대입시켜 환자를 보는 것은 불가능하다. 일산화탄소 가스에 노출된 사람들이 현재 구체적으로 어떤 증상을 나타내고 어떤 장애를 갖는지를 남김없이 세밀하게 찾아내어 실태를 파악한 후가 아니면 일산화탄소 중독의 징후학은 탄생하지 않을 것이다. 당연하다면 당연한 일이었지만 그 일은 나중에 미나마타병의 개념을 재검토할 때 나에게 중요한 의미를 갖는 것이었다.

또 환자나 가족, 그들을 둘러싼 노동자와 접촉하는 사이에 나는 어렴풋하게나마 기업의 합리화 실태도 알 수 있게 되었다. 그리고 1960년에 미이케(三池)에서 왜 그런 큰 투쟁을 하지 않으면 안 되었는지, 그것에 대한 하나의 답변으로 이 탄광분진 폭발 사고가 있었다고 생각하게 되었다.

'합리화'의 실태를 알게 되다

석탄산업의 사양화가 이야기되고 합리화를 시끄러울 정도로 외치던 그 무렵, 미이케(三池)의 폭발사고에 이어 1965년 2월 22일에 홋카이도(北海

島)의 유바리(夕長)에서 동일하게 가스폭발이 일어나서 61명이 사망했으며, 동 4월 9일에는 나가사키(長崎)의 이오지마(伊王島)에서도 같은 가스폭발에 의해 31명이 사망하였다. 또한 동년 6월 1일에는 치쿠호(筑豊)의 야마노(山野) 탄광에서도 가스폭발에 의해 273명이 사망했던 것이다. 이들 일련의 사고를 보아도 당시 일본의 자본이 추진해 온 합리화라는 것의 일단을 엿볼 수 있다. 야마노(山野)의 사고 당일에도 긴급 연락을 받고 우리들이 달려갔을 때 생존자는 단 한 사람도 갱내에서 올라오지 못하고 있었다. 광차에 물건처럼 쌓여 있는 희생자에게 켜져 있는 헤드램프의 빛이 도깨비불처럼 주위를 비추며 섬뜩하게 빛나고 있었다. 누워 있는 희생자에게 물을 끼얹어 얼굴을 확인해 가는 작업이 재빠르게 새벽까지 계속되었다. '합리화, 무언가 미친 짓이다' 그렇게 중얼거리며 나는 기계적인 그 작업을 계속 바라보고 있었다.

산재보상의 사고방식

미이케(三池)에서 배운 것

산업재해에 의한 인간의 파괴와 공해로 인한 파괴의 근본에는 자본(기업)의 논리가 똑같이 존재한다. 자칫하면 절망적으로 되려고 하는 기분에 맞서며 많은 의사가 신경정신장애 환자의 치료에 임하고 있을 때, 나는 왜 미나마타에서 그리고 미이케(三池)에서 이와 같이 다량의 신경정신장애 환자가 발생하였는가, 그 병의 뿌리는 무엇일까 깊이 생각하게 되었다. 또한, 산재보상 문제와 관련하여 미이케(三池) 노조의 일산화탄소 중독 투쟁이 시작되는데, 이 중에서도 나중에 미나마타에서 문제가 되는 보상에 대한 사고방식과 피해 실태의 평가에 관하여 귀중한 체험을 얻은 것이다. 또한 우리들은 일산화탄소 중독 후유증 환자 100명에 대하여 9년에 걸친 추적조사를 지속하여 중독성 질환이란 매우 다양한 증상을 나타내고 증상은 결코 고정적으로 파악할 수 있는 것이 아니며 늘 변화할 수 있는 것이라는 것을 이해한 점 등은 매우 의미 있는 일이었다. 게다가, 단시간에 정확하게 증상을 짚어내는 일제검진의 기술과, 환자의 호소를 세밀하게 들으면서 증상을 파악해 가는 방법 등도 나중에 미나마타에서 다시 효력을 크게 발휘했다. 그것은 그렇다 치고, 우리들은 일산화탄소 중독 후유증의 전모를 알아내기 위해 어떤 작은 증상이나 호소도 무시하지 않았다. 그 결과 다수의, 언뜻 보아 아무렇지도 않은 사람들에게서까지 많은 후유증을 찾아냈다.

미이케(三池)에서의 일산화탄소 중독 후유증에 있어서 유바리(夕長), 이오지마(伊王島), 야마노(山野) 등 다른 탄광분진 폭발과 비교할 때 미이케(三池)에서 더 많은 증상이 후유증으로 남아있는 점이 자주 지적되고 그 증상은 조합의 태도에 의해 무리하게 만들어진 것처럼 말하는 경우도 있다. 그러나 나는 미이케(三池)에서의 일산화탄소 중독은 다른 곳의 중독보다도 상세하게, 게다가 장기에 걸쳐 후유 증상을 추적할 수 있었던 점에서 학문적으로도 사회적으로도 아주 중요한 의미가 있다고 생각한다. 다른 곳에서도 후유증이 없었던 게 아니라 단지 그 자료가 없는 것이다(다시 말하자면 미이케처럼 장기간에 걸쳐 상세하게 추적하지 않고 조사를 끝낸 것이다). 확실히 미이케의 경우 그것이 가능하였던 것은 조합의 힘이었다.

보상에 대한 사고방식

그러나 미이케의 경우 산재보상법이 갖는 성격에서부터 이들 후유증을 둘러싼 그 후의 투쟁 방식에는 몇 가지 모순이 있었다.

의학의 최종목적은 역시 직장 복귀이므로 그것을 위하여 어느 정도의 후유증이 남아있어도 안전한지, 노동과 일상생활에서 지장은 없는지, 증상에는 변동이 없는지 등, 그와 같은 개개의 문제를 해결하기 위하여 될 수 있는 한 증상을 상세하게 평가했던 것이다. 그러나 조합은 '증상 있음=직장복귀불능, 산재등급 올리기'라는 일련의 투쟁을 전개해 왔던 것이다. 그 투쟁은 일정한 성과를 거두었을진 모르나, 보는 관점에 따라서는 기업의 방위수단에 지나지 않는 법률을 구실로 삼아 산재보상법이라는 테두리 안에서만 싸운 것이 상당히 무리를 가져왔다는 것은 부정할 수 없다.

산재보상법에 의한 보상이란 인간을 일하는 기계로 보고 그 결손 부분에 대하여 일정한 보상을 하는 것이다. 산재보상의 대상을 정신을 가진 하나의 인간으로서 취급하지 않으므로 정신적인 고통이나 산재에 수반되어 일어난 가정 파괴 등은 결코 이 법의 대상이 될 수 없다는 것은 뻔한 일이다. 산재보상법이 있기 때문에 기업의 책임은 오히려 애매하게 되고 있다.

"우리들의 고통과 슬픔은 알 수 없으며, 정말 이것으로는 보상될 수 없다"고 그들은 호소하였다. 그러나 의사가 기껏해야 12급을 7급으로 올려 준다고 한들 도대체 무엇이란 말인가? 그것은 원래 산재보상법이라고 하는 인간을 기계의 한 부분으로 보고 있는 법 테두리 안에서의 투쟁에 지나지 않는 것이다.

'증상 정도 분류'의 모순

지금까지 증상의 정도에 의해 보상에 차이를 두는 사고방식을 우리들은 너무 무비판적으로 받아들이고 있지만 그 증상의 경중을 결정하는 기준이라는 것이 매우 애매하다는 것을 알아야 한다. 예를 들면 손이나 발이 하나 없어진 사람과 수족은 멀쩡해도 성격이 완전히 변하여 하루 종일 화내고 술 마시고 노동 의욕을 상실한 인간 중 도대체 어느 쪽이 중증이고 어느 쪽이 경증이란 말인가? 더욱이 환자를 돌보는 관점에서도, 누운 채로만 지내는 환자 돌보기도 정말 힘든 일이지만, 한편으론 돌아다니기 때문에 24시간 눈을 뗄 수 없어서 오히려 손이 많이 가는 경우도 있는 것이다. 이 경우 도대체 어느 쪽이 더 힘들다고 말할 수 있을까?

이와 같이 여러 가지 모순을 가진 등급 매기기에 의한 기계적인 증상 정도의 분류, 그것에 의한 보상의 차이라고 하는 사고방식이 무비판적으로 여러 가지 문제에 대한 보상으로 확대되고 있는 것은 정말 곤란하다.

원래 증상 정도 분류라고 하는 것은 의사가 어떤 증상의 경과 또는 어떤 증상을 전체적으로 보았을 때 의학적으로 붙인 가정인 것이다. 그러나 이것이 보상 문제에 무비판적으로 이용되면 돈을 내는 쪽에서는 얼마나 자세하게 증상을 구별하고 얼마나 돈을 줄일 것인가에 늘 이용한다는 것을 알아야만 한다. 또한, 합리적 과학적이라는 것을 가장하여 여러 가지 보상의 모순을 감추려는 것으로도 이용된다. 인간을 단순히 일하는 기계의 부품으로 보고 정신적인 장애보다도 신체적인 장애를 중시하며, 그 본인이 만약 장애를 받지 않고 일한다고 하면 어느 정도 벌어들일 수 있을까 라는 현 상태 복귀의 사고방식 내지 결손 보충의 보상이라는 사고방식은 기본적으로 다시 한 번 되묻지 않으면 안 된다. 장애를 얻음으로 인해 잃어버린 인생에서의 인간의 가능성도 생각하지 않으면 안 된다. 이러한 종래의 보상에 대한 사고방식은 기본 인권을 무시하고 있다.

VI. 니이가타 미나마타병의 발생

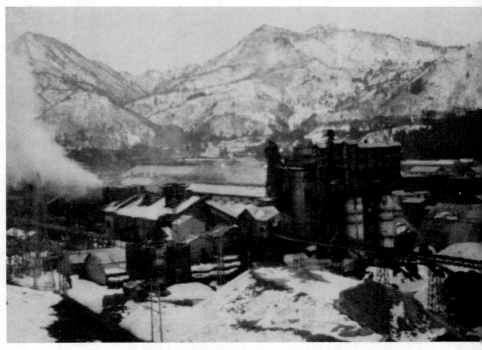

아가노 강(阿賀野川) 상류 60km, 눈 속의 쇼와 덴코(昭和電工) 카노세(鹿瀬) 공장

결국 제2의 미나마타병 발생

아가노 강(阿賀野川)유역에도 미나마타병이

결국 제2의 미나마타병이 니이가타(新潟) 시 부근의 아가노 강(阿賀野川) 유역에서 발생하였다. 그것을 각 신문이 보도한 것은 1965년 6월 12일이었다.

처음부터 칫소는 미나마타병의 원인을 공장이라고 하는 설에 대하여 "같은 공장이 전국에 아니 전 세계에 여러 개나 있는데 왜 미나마타에서만 이와 같은 병이 생겼겠는가"라는 점을 반론의 하나로 이용하였는데, 그것은 우리들로서도 풀리지 않는 하나의 수수께끼여서 마음속으로 개운치 않았다. 나중에 안 일이지만 당시 아세트알데히드의 생산은 칫소가 단연 1위였고, 2위가 쇼와 덴코(昭和電工)였다. 쇼와 덴코(昭和電工)가 제2의 미나마타병을 발생시켰다는 것은 무서운 현실이었다.

니이가타(新潟)에서의 환자발견 경위에 대하여 조금 서술해보자.

1964년 11월 12일, 니이가타(新潟) 시내의 모병원이 31세의 남자를 원인 불명의 신경계 질환으로 소개하여 니이가타(新潟) 대학병원 신경외과에 입원시켰다. 이 환자는 1964년 10월 중순경부터 손발의 저림과 입 주위의 저린 증상으로 고통 받았고 증상이 점점 악화되어 마침내 전신으로 저린

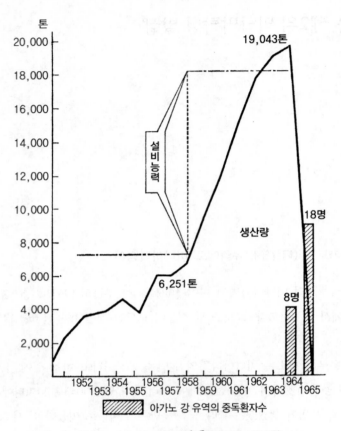

톤

20,000

19,043톤

18,000

16,000

14,000

설비능력

12,000

10,000

8,000

생산량

18명

6,000

6,251톤

4,000

8명

2,000

1952 1954 1956 1958 1960 1962 1964
1953 1955 1957 1959 1961 1963 1965

아가노 강 유역의 중독환자수

그림 Ⅵ-1. 쇼와 덴코(昭和電工) 카노세(鹿瀬)
아세트알데히드공장의 설비능력과 생산실적

증상이 퍼졌으며, 시야협착과 언어장애, 보행장애 등을 일으키게 되어 니이가타(新潟) 대학 의대 부속병원에 입원하였던 것이다. 1965년 1월 8일에 도쿄 대학의 츠바키 타다오(椿忠雄) 조교수[4월부터 니이가타(新潟)대학 신경내과 교수]가 이 환자를 진단하고 미나마타병으로 의심하여 정밀조사를 위하여 모발수은을 측정하였다. 그 결과, 그 모발에서 390ppm이라는 높은 농도의 수은이 검출되었던 것이다. 이와 같은 증상의 환자가 1965년 4월과 5월에 각각 1건씩 보고되었다. 여기까지 이르자 5월 31일,

니이가타(新潟)대학 츠바키 타다오(椿忠雄), 우에키 코메이(植木幸明) 두 교수는 니이가타(新潟) 현 위생부에 아가노 강(阿賀野川) 하류 유역에 유기수은 중독증 환자가 발생하였다고 보고하였다. 그리고 6월 12일에는 이 두 교수가 기자회견을 통해 공식적으로 발표하고 니이가타(新潟) 대학 신경내과가 더 조사하겠다고 공표하였다.

그 발견 상황을 현지 르뽀 ≪니이가타(新潟) 일보≫에서 발췌하였다.

쿠마모토의 경우도 그랬었다. 미나마타병의 전주곡은 우선 고양이가 불길하게 미쳐죽는 것으로부터 시작된다. 아가노 강(阿賀野川) 하구에서 5, 6킬로미터에 이르는 강 양쪽 부락은 반농 반어업이 많지만 쥐로부터 어망을 지키기 위해 어디든지 고양이를 기르는 습관이 있었다. 그 고양이가 1964년 가을 무렵부터 1965년 봄에 걸쳐 기묘한 춤을 추기 시작하였다. 마침내 넘어지게 되면 괴로운 듯이 발을 버둥거리고 취한 것처럼 비틀비틀 걷다가 무턱대고 달리기 시작하여 문에 부딪치고 만다. 마지막에는 뜨겁게 달구어진 풍로에까지 돌진한다. 산대된 동공, 침 흘림, 경련, 이상한 소리, 그러다가 숨이 끊어졌다. "이상한 일도 다 있네." 수개월 후, 고양이와 같은 운명이 자신의 몸에 덮쳐온다는 것을 마을 사람들은 미처 몰랐다. 개도 역시 미쳐서 죽었다. 까마귀가 기와에 떨어졌다. 우리 집의 어린 돼지도…. 기괴한 사실이 계속하여 전해지고 마을 사람들은 두려움에 떨었다. 결국 인간에게도 징후가 나타났다. 니이가타(新潟) 시 히토이치(一日市) 마을의 코코노에 키요타(近喜代太) 씨(사망)는 저승길 여행담 삼아 4월 9일부터 12일까지 도쿄로 구경하러 가서 건강하게 돌아왔지만 왠지 혀가 꼬부라지는 것 같다고 하는 중 귀도 들리지 않게 되었다. 손이 저리고 밥알을 줄줄 흘렸다. 시야가 좁아지고 대나무통으로 바깥세상을 보는 것 같은 착각에 사로잡혔다.

　　　　　　　　— 타키사와 유키오(滝沢行雄), 『은밀히 다가오는 공해』

되살리지 못한 교훈

고양이가 미쳐죽는 것은 미나마타병이 인간에 발병하는 전조였다. 불길한, 그러나 귀중한 쿠마모토 미나마타의 체험을 전혀 되살리지 못하였다. 게다가 그 정도로 명확한 인과관계가 쿠마모토 대학에 의해 밝혀져 있었는데도 불구하고 그것 또한 살리지 못하였다. 이 사실을 어떻게 받아들여야 좋을 것인가?

의학이 진단, 치료, 원인규명, 예방의 한 세트로 되어 있다고 볼 때 예방에 관한 한 미나마타병 의학은 완전히 패배했다고 할 수 있을 것이다. 우리 의사들은 일상적인 진료 중 때때로 절망에 빠지는 일이 많았다. 의학은 만능이 아니며 특히 손상된 신경세포의 복구에 대해서는 자칫하면 절망적으로 되기 쉽다. 일산화탄소 중독 때도 그랬지만 우리들이 사는 현대는 의학의 진보와는 정반대로 그와 같은 병을 대량 생산해 가고 있는 것이다. 이와 같은 악순환에 이제 질렸다. 의학이라고 하는 것이 이렇게 무력한 것일까?

오늘날, 우리가 미나마타병을 재평가하여 거기에서 우리들 자신을 포함하여 몇 가지 고발을 시도해 보는 것은 바로 미나마타병의 경과 속에서 얻어낸 귀중한 교훈 - 너무나도 희생이 컸지만 - 을 되살리기 위한 것이다.

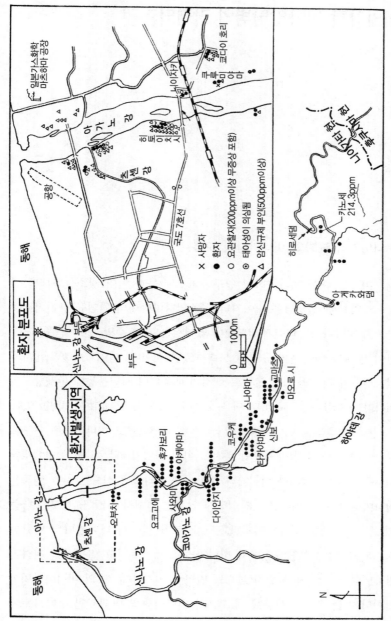

그림 VI-2. 니이가타 미나마타병 아가노 강 유역 환자 발생 분포

환자 분포도

범례	
×	사망자
●	환자
○	요관찰자(200ppm이상 무증상 포함)
□	태아성이 의심됨
△	임신규제 부인(500ppm이상)

환자발생지역

동해

일본가스화학 마츠하마 공장

교다이후리

미이지구

히로이찌신

쇼젠 강

아가노 강

국도 군포선

공항

신나노 강 분류

하부

0   1000m

카노세 214.3pm

히로세댐

하가쿠허묘

마이쿠

고나이스

타카이마미

고모우케 마을묘

신보

고유케

아케마미

후가보리

요코고에

사오미

코이카노 강

오부치

초젠 강

신나노 강

아가노 강

다이안지

하아태 강

동해

N

니이가타 미나마타병이 가져다준 것

니이가타(新潟)와 미나마타의 교류

쿠마모토 대학 미나마타병 연구반의 교수들과 이미 칫소를 퇴직하신 호소카와(細川) 선생님은 니이가타(新潟) 미나마타병의 원인규명에 협력을 아끼지 않았다. 또 니이가타(新潟)에 있어서는 지역 주민, 민주 단체, 대학, 현이 일체가 되어 원인규명에 노력하였던 것이다. 니이가타(新潟)에서의 의학연구와 환자의 발굴 그리고 행정의 대응이나 시민운동의 존재방식은 미나마타에 있어서 부족했던 면을 보충하고도 남는 제대로 된 방법이었다.

니이가타(新潟)는 미나마타병의 두 번째 발생지였고 미나마타병 연구에 관한 쿠마모토 대학의 연구의 축적이 이미 있었기 때문에 어떤 면에서는 쉬웠을 것이다. 그러나 니이가타 대학 신경내과를 중심으로 한 스텝들은 미나마타를 훨씬 뛰어넘어 착실하게 연구를 진행시켜 갔다. 그것은 나중에 좀 더 자세히 언급하겠지만, 쿠마모토가 있어서 니이가타의 연구가 진전되고, 니이가타가 있어서 미나마타가 재검토되고 연구가 진전하는 관계였다. 이상하게 들릴지 몰라도 만약 니이가타에 제2의 미나마타병이 일어나지 않았다고 가정할 때, 제1의 미나마타병 발생지인 쿠마모토에 있어서도 오늘날과 같은 의학적 사회적인 진보는 없었을지도 모른다.

특히 니이가타 미나마타병에서 배울 점이 쿠마모토 미나마타병으로선 많기 때문이다.

다음해 1966년 3월에 니이가타의 수은 중독 원인으로 공장폐수가 강력하게 의심된다고 중간보고 되었다. 또한 9월에 니이가타 미나마타병에 관한 후생성 특별연구반이 "쇼와 덴코(昭和電工) 카노세(鹿瀬)공장의 배수구로부터 채취한 물이끼에서 메틸수은을 검출하였다"고 발표하면서, 원인이 쇼와 덴코(昭和電工) 카노세(鹿瀬) 공장이라는 것을 분명히 했다.

환자의 공식적 발견 2주년이 되는 날인 1967년 6월 12일, 니이가타 미나마타병 환자가족 13명은 쇼와 덴코(昭和電工)를 상대로 위자료 청구 소송을 하였다.

1966년부터 1967년까지가 일본의 4대 공해로서는 격동의 시기였다. 즉, 1966년 9월에 후생성 특별연구반, 이타이이타이병 연구반은 이타이이타이병의 원인이 '카드뮴 플러스 알파'라는 견해를 발표하고 또 1967년 12월에는 후생성 이타이이타이병 연구반이 토야마(富山) 현의 진즈 강(神通川) 유역 및 카미오카(神岡) 광업소의 배수구에서 카드뮴을 검출하였다고 중간보고 하였다. 이타이이타이병에 대해서는 앞서 1961년에 하기노 노보루(萩野昇) 의사가 카미오카(神岡) 광산의 카드뮴설을 주장했던 것이다.

또한, 1967년 9월 1일에는 욧카이치(四日市) 시 공해병 환자 9명이 여섯 개 회사를 상대로 하여 손해배상 청구를 제소하였다.

니이가타의 소송이 미나마타에도 변화를 가져와

1965년 니이가타 미나마타병의 발생은 쿠마모토의 의학자로서는 제2의 미나마타병 발생을 허용하고 말았다고 하는 점에서, 정말 굴욕적인 것이었다. 니이가타에서 미나마타병 발생을 막을 수 없었던 것은 행정은 물론이지만 의학자에게도 책임이 있었던 것이다. 이 소송은 이와 같이 아무렇지도 않게 같은 잘못을 반복하는 기업과 행정과 의학에 대하여 피해자들이 스스로 해결할 수밖에 없다고 생각하여 일어선 결의와 고발의 행동이었다.

오늘날, 일본에서 4대 공해의 움직임은 이후 더욱 활발해졌다. 하지만 미나마타의 경우, 1964년경부터 1967년 사이에는 사회적인 움직임은 완전한 침묵상태였고 우리들도 산발적인 임상적 조사 이외에는 아무것도 하지 않았다. 그러나 니이가타 미나마타병의 소송은 쿠마모토 미나마타에도 미묘한 변화를 가져왔다. 도대체 이대로 좋은가 하는 의문이 다시 들고 일어났다. 물론 몇 가지 복선은 있었다. 이시무레 미치코(石牟礼道子)씨의『苦海淨土(고해정토)』(코단샤:講談社), 우이 준(宇井純) 씨의『공해의 정치학』(산세이도:三省堂), 그보다 앞서 쿠와하라(桑原史成) 씨의 사진집『미나마타병』(산이치쇼보:三一書房) 등이 연이어 발표되어, 마침내 진정한 공해병으로서 미나마타병이 조금씩 제대로 세상에 알려지기 시작된 덕분이었던 것이다. 여담이지만 1961-2년경, 내가 미나마타병 다발지역을 왔다 갔다 하던 바로 그 무렵 이들 세 명도 그 언저리에서 각자의 입장으로 미나마타병에 몰두하고 있었던 것이다.

양 지역 미나마타병 환자의 연대

1968년 1월12일, 미나마타병 대책 시민회의[히요시 후미코(日吉フミ子) 회장]가 발족되었다. 그 10일 정도 뒤에 니이가타 미나마타병 환자, 변호단, 민주단체 미나마타병 대책회의 등 대표 12명이 미나마타를 방문하였다. 세계에서 처음으로 두 지역의 미나마타병 환자들이 굳건한 연대를 결의한 것이다. 그날은 남쪽 지방 미나마타로서는 드물게 보슬비가 내리는 추운 날씨였다. 환자들은 함께 울고 시민회의 사람들도 울었다. 그리고 이 두 지역의 미나마타병 환자들은 그들을 지원해 주는 시민들과 함께

일본에서 공해를 없애는 투쟁을 벌이기로 결의하였다. 환자들도 시민들도 칫소에서 일하는 노동자도 변화하기 시작하였다.

3월에는 쿠마모토의 환자가 니이가타의 환자들과 함께 후생성, 통산성, 과학 기술청에 공식적인 올바른 결론을 내도록 진정하고, 9월에는 쿠마모토 출신의 소노다 스나오(園田直) 후생장관이 현지를 방문하기까지에 이르렀다. 이날, 이 지방출신 장관에 대한 환영은 대단한 것이었다. 환자 중 한사람인 무라○ 씨는 위문차 온 장관과 그 수행원을 보고 「기미가요(일본의 국가 - 역자주)」를 부르면서, "천황폐하 만세"를 외치다 경련을 일으켰다. 긴장하면 경련을 일으키는 이 환자에게 장관의 방문은 실로 충격적인 일이었던 것이다.

수은 원액 수출을 저지

이 1968년 8월에 실로 기묘한 사건이 일어났다. 칫소는 보존 중인 수은 원액 약 100톤을 한국에 수출할 계획을 진행시켰던 것이다. 위험하고 처리가 골치 아픈 이 수은 원액을 외국에 수출한다니 도대체 어떻게 된 일일까? 남의 나라라면 미나마타병을 일으켜도 좋다는 것인가? 그 일을 신문에서 읽었을 때 놀라고 기가 막혔다. 그러나 칫소의 제1조합 노동자에 의해 그 수출은 저지되었다. 이것은 공해기업에서 일하는 노동자의 양심의 문제로서 길이 기억되어야 한다고 생각한다.

그 뒤 제1조합은 정기대회에서 "그동안 아무것도 하지 않았다는 것을 수치스럽게 생각하며 미나마타병과 싸우겠다"고 결의하였다. 미나마타병에 대항하여 처음으로 칫소의 노동자가 일어선 것이다. 1962년의 안정임금 투쟁 이래 차별을 강요당하며 진정한 노동자 의식에 눈 뜬 결과라 할 수 있다. 미나마타병 재판에 있어서 노동자의 지원만큼 환자 가족에게 든든한 것은 없었다.

VII. 공해병 인정에서 소송으로

1968년 정부 견해가 나온 후 칫소 사장이 H씨 댁을 위문하였다.

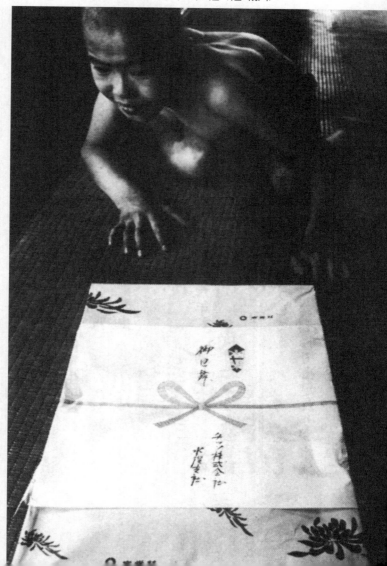

공해병 인정

정부의 공식 견해 발표

1968년 9월, 미나마타병에 대하여 정부의 공식 견해가 발표되었다. "쿠마모토 미나마타병의 원인은 신일본질소(新日窒) 미나마타공장의 아세트알데히드 초산설비 내에서 생성된 메틸수은화합물이라고 단정하며 니이가타 미나마타병은 쇼와 덴코(昭和電工) 카노세(鹿瀬) 공장의 아세트알데히드 제조공정 중에 부산물로 생긴 메틸수은화합물을 함유한 폐수가 중독 발생의 기반이 되었다고 판단한다."

괴질이 공식적으로 발견된 1956년 5월 이래 실로 12년, 쿠마모토 대학의 이루카야마(入鹿山) 교수가 폐수조 내의 초산 슬러지에서 메틸수은화합물을 추출한 1962년부터 계산하더라도 6년이나 경과한 후의 발표이다. 우리들은 행정 조치가 지나치게 느린 것에 대하여 분노함과 동시에 얼빠진 공해인정이 우스꽝스럽기까지 느껴졌다. '이제 와서 무엇을……' 하는 기분이 강했던 것이 사실이다. '이미 명명백백한 것으로, 전 세계에서 인정되고 있는 사실을 지금에 와서 왜……'라고 생각했다. 그러나 그것은 우리들의 인식부족이었다. 학문적으로 밝혀졌으니까 그것으로 만족하고 미나마타병은 끝났다고 생각하고 있었던 우리들의 경박함. 의사는 환자를 둘러싼 사회적 환경을 너무나도 몰랐던 것이다.

어느 태아성 미나마타병 환자의 모친이 내게 이렇게 말하였다.

"이제 더 이상 부끄러워하지 않아도 되니까 정말 잘됐어요 지금까지는 병원에 가는데도 버스에 타면 사람들이 슬금슬금 봐요 부끄러웠죠 그러나 공장이 원인인 공해병이라고 확실하게 알았으니까 이제 가슴을 펴고 사람들 앞에 나갈 수 있어요."

나는 어리벙벙하여 질문하였다.

"하지만 B씨가 미나마타병이라고 하는 것은 몇 년 전부터 알고 있었는데 왜 지금까지 그렇게 부끄럽다는 생각을 하고 있었나요?"

"아뇨 알고 있어도 역시 정부가 인정해주지 않으면 부끄럽다는 생각을 계속하게 돼요."

의학적으로 원인이 규명된 것만으로는 원인불명이나 마찬가지며, 혈통이다, 궁핍 때문이다 등 발생 당시와 변함없이 환자들은 억압과 차별 속에서 숨죽이고 살아가지 않으면 안 되었던 것이다. 정말 이토록 의학이라고 하는 것이 탁상 위의 이야기밖에 되지 않는 것일까? 이 환자들과 쿠마모토 대학 연구반의 피나는 원인규명 노력은 어디에서 어떻게 연관되는 것일까? "지금부터는 빨리 치료나 잘해 주세요"라고 이 모친은 말했다. 십여 년 고생을 버티고 온 이 어머니들은 이제 겨우 푸른 하늘을 올려다보며 가슴을 펴고 밝게 웃을 수 있었던 것이다. 그러나 이 악의 없는 밝은 말을 통해 "도대체 의사들은 지금까지 우리들에게 해준 것이 무엇입니까?"라는 질문을 던지고 있는 것은 아닐까?

인정 신청이 이어지고

환자들과 가족의 의식 변화는 점점 커졌다. 그 해, 환자의 인정신청(미나마타병이라고 인정하여 달라는 신청)은 줄을 이었다. 정부 견해 발표 직후의 인정신청은 35명이었고, 그 중 6명이 사망자였다. 이것은 '미나마타병은 종식되었으며 환자 수는 111명'으로, 그 이외에는 존재하지 않는다고 생각하고 있던 의학자에 대한 하나의 고발이었다. 그러나 그렇다 해도 많은 의학자나 일반사람들은 '정부 견해가 나오니까 편승하는 이들이 슬슬 나오는 구나'라는 정도로밖에 생각하지 않는 것 같았다. 얼마나 많은 사람들이 고통스럽게 한계 상황까지 참고 견뎌왔는지 알고 있는 의학자는 별로 없었다.

그런데 그런 신청을 받고 만들어진 환자 인정 심사회는 공해인정 불과 10일 후(10월8일)에, 사망자의 판정은 불가능하다는 통일된 견해를 발표하였다. 이를 이어받아 1970년 2월 20일 공해 피해자 구제법에 근거한 환자 인정 심사회 제1회 회합에서 또 다시, 미나마타병은 임상증상이 명백한 자에 한하며 부검소견에 병변이 있어도 인정하지 않고 신청 시에 이미 사망한 환자도 인정하지 않는다는 것을 확인하였다. 나 자신도 이때 환자의 유족으로부터 사망자가 미나마타병으로 판정될 수 있는지 하는 상담을 받고 그것은 매우 곤란한 일이라고 답변하였다(확실히 일반적으로 말하자면, 어떤 질환을 사후 확인한다는 것은 매우 곤란하다. 그러나 이는 미나마타병의 실정을 모르는 일반론이며, 실정을 알고 나서 나는 그것을 정정하지 않을 수 없게 되었다). 어쨌든, 이 시점에서 사망자에게는 완전히 문을 닫아버렸던 것이다. 새롭게 제정된 공해 피해자 구제법의 목적이 구제를 요하는 사람에 대하여 긴급 구제 조치를 행정적으로 실시하는 것이었기 때문에 구제대상을 살아있는 인간으로 한정하였던 것이다.

보상교섭의 추이

공해인정(1968년 9월) 후, 칫소 에가시라(江頭) 사장은 환자 유족에게 다시 사과를 하면서, 보상에 대해서 성의를 가지고 상의하겠다며 9월 27일

환자 가정을 돌아다니며 사죄했다. 그 후, 보상교섭이 환자 가정 상조회와
의 사이에 계속되었다. 그러나 칫소가 구체안을 제시하지 않아 결국 상의
는 되지 않았다. 국가는 현에 보상기준 제시를 요청했지만 현은 국가가
기준을 제시해야 한다고 서로 책임을 전가하여 교섭은 난항에 봉착했다.
겨우 다음해인 1969년 2월에 후생성은 제3자 기관 설치를 결정하고 정식
으로 조정에 임하였다.

　　그러나 이때 후생성은 환자 상조회에 이 보상처리 위원회의 결론에는
일체 이의 없이 따른다는 확약서 제출을 요청했다. 그 결과, 환자 상조회
내부에 이것은 어쩔 수 없다는 소위 일임파와 그것을 거부하는 자주(自主)
교섭파로 분열이 일어났고 일임파는 후생성의 중재안을 받아들인 데
반해, 자주교섭파는 소송을 결의하였다. 환자가족들이 왜 이 백지위임에
대하여 이처럼 저항했는지에 대해서는 1959년 12월에 행해진 위로금계약
을 기억해 주기 바란다. 그들은 늘 속고 계속 배신당하여 왔던 것이다.
이번에는 속지 않을 것이라는 환자들의 굳은 결의가 있었던 것이다. 오늘
날, 새롭게 인정된 환자들이 자주교섭을 집요하게 요구하고 있는 것도
모두 지금까지의 역사적인 과정 속에서 칫소와 행정이 보인 태도에 대한
불신에서 나타난 것이라 할 수 있다.

　　1969년 4월 10일, 상조회 일임파는 확약서를 후생성에 제출한다. 그리
고 후생성은 4월 25일, 치그사 타츠오(千種達夫), 미요시 시게오(三好重夫),
카사마츠 아키라(笠松章) 세 분을 미나마타병 보상처리위원회의 위원으로
임명하고 보상처리 업무에 착수하였다.

마침내 미나마타병 소송이 제기되다

소송 제기

한편, 환자 상조회의 자주교섭파(소송파)는 미나마타병 소송 변호단을 결성하였다. 1969년 5월 18일 변호단에 참가한 변호사는 전국에서 222명이나 되었다. 5월 24일에는 '미나마타병 소송지원, 공해를 없애는 현민회의'가 발족되고, 그 소송비용 지원을 결정한다.

1969년 6월 14일, 소송파 29세대 112명은 쿠마모토 지방재판소에 약 642,390,444엔의 위자료 청구 소송을 제기하면서 마침내 미나마타병 재판이 시작되었다. 정말로 긴 세월 응어리져 있던 에너지가 한꺼번에 폭발한 것 같은 정신없을 정도의 활발하고 신속한 활동이었다.

그러나 이러한 격렬한 활동 속에서도 의학자들은 방관자의 입장을 계속 고수하고 있었다. 물론 의학과 재판 간에 직접적인 관계는 없다. 그러나 지금 재판에서 고발당하고 있는 것은 과연 칫소뿐일까? 재판이 있는 날 나는 '이 사상 최대의 공해 재판 속에서 의학이란 무엇일까'라고 자문하며, 그 결론을 끝까지 지켜보겠다고 결심하였다.

이 재판의 제기에 여러 시민운동이 활발하게 참여한 것은 앞서 일부 설명하였지만, 소송을 제기하기로 결정했을 때 '미나마타병 법률문제연구회'(쿠마모토 시 변호사), '미나마타병 소송 지원, 공해를 없애는 현민회의', '미나마타병을 고발하는 회' 등이 연이어 발족되어 지원체제를 강화시켰다.

나는 처음에는 재판이나 기타 시민운동에 전혀 관계하지 않았다. 관계했다 해도 이시무레(石牟礼) 씨가 『苦海淨土(고해정토)』를 쓸 때 의학용어의 설명을 들으러 두세 번 연구실을 방문한 후, 이시무레(石牟礼) 씨의 소개로 시민회의 사람이 두세 번 후생성의 중재안에 대한 예상과 의학적 견해, 나아가서는 사망자의 인정 문제에 대하여 의견을 구하러 온 정도였다.

미나마타병 연구회에 참가하여

연구회의 탄생

　미나마타병 소송이 제기되고 나서 3개월 뒤인 9월에 미나마타병 대책 시민회의의 재판 연구반의 제안에 따라 우리들 자신의 미나마타병 고발 운동으로서 뜻 있는 사람들에 의해 연구조직이 발족되었다. 연구회의 회원으로 미나마타병 대책 시민회의 재판 연구반과 쿠마모토 대학 법문학부, 의대, 이학부의 연구자 및 '미나마타병을 고발하는 모임' 등 뜻 있는 사람들이 가입하였다. 각 분야의 사람들이 바쁜 스케줄을 쪼개서 공동토의를 거듭하였다. 이 연구회에는 옵저버로서 오카야마(岡山) 대학 법학부 아베 토오루(阿部徹) 씨와 도쿄 대학 자주강좌의 우이 준(宇井純) 씨, 도쿄, 오오사카(大阪)의 변호사 등 여러 사람들이 들락거렸다.

　처음에 이 모임에 오지 않겠냐고 했을 때 나 자신 의학 전문가로서 무언가 재판에 다소라도 도움이 되지 않을까 정도로 생각하고 있었다. 그러나 그 자부심은 토론이 시작되자 어이없이 무너져 버렸다. 여러 연구회와 그룹 토론에는 참가한 경험이 적지 않았지만 이 연구반의 토론만큼 엄격하고 힘든 토론은 없었다. 미리 자신의 주장을 프린트하여 나누어주지만 전체 토론 중에서 나의 문장은 산산이 부서져 버렸다. 나는 그 속에서 많은 것들을 배웠다. 특히 논리를 세우는 법과 실증을 드는 법, 공동연구의 존재방식, 또 전문가란 도대체 무엇인가 하는 등의 문제에까지 눈을 뜨게 되었던 것이다.

미나마타병 재판에 있어서는 미나마타병이라는 것은 전례가 없는 처음 생긴 공해병이었기 때문에 미나마타병은 예견 불가능하였다, 즉 이 같은 사태가 일어나리라고는 상상조차 못했다, 따라서 그것은 불가항력[무과실(無過失)]이라고 피고(칫소)는 우겼다. 다시 말하자면 미나마타 재판에서는 과실(過失)이 있었는지 없었는지가 가장 큰 쟁점이었다. 인과관계에 대해서는 정부의 공해인정으로 그 대단하던 피고 칫소도 지금에 와서 미나마타병의 원인이 칫소가 아니라는 주장은 할 수 없었으므로 그 점은 인정하면서도 불가항력(즉 무과실)으로 압축하여 전력을 다해 반론해 온 것이다. 우리는 연구회를 통해 이 칫소의 주장에 반론을 펴고 칫소의 '과실'과 '책임'을 우리 나름대로 연구하였다.

사람을 다수 살상하고도 과실이 없다, 책임이 없다고 하는 것은 나에게는 이해할 수 없는 일이다. 하지만 법률이라는 것은 복잡한 것으로 종래의 사고방식으로 보면 그렇게 되는 것이다. 법률은 문제를 앞서서 다루어야 됨에도 불구하고 일어난 사태를 뒤에서 쫓아가고 있는 것이다. 만약 최초로 일어난 공해병은 아무도 책임이 없다고 한다면 지금부터 일어날 미지의 수많은 공해병에 대해서도 모두 무과실이라고 해야 한다. 우리는 이를 결단코 인정할 수 없다. 법률적으로야 어떻든 그런 엉터리 같은 일이 통용된다면 그것은 마치 생기지 않으면 알 수 없다고 하는 인체실험밖에 되지 않는다.

과실 유무의 실증은 법률적으로 어렵기 때문에 그것을 피하여 인과관계만 입증하여 책임을 지게 하자는 논의도 있었다(즉 무과실 책임론). 법이론 상으로 그런 것이 있어 실제적으로 그것이 편리할지 모르지만 우리들의 입장에서 말할 수 있는 것은 피해가 생기고 난 후에는 결정적으로 늦다는 것이다. 이는 실제 피해가 생기고 나서부터 인과관계의 증명에 도대체 얼마만큼의 시간이 걸렸는지 살펴보면 알 수 있다. 이타이이타이병 재판, 니이가타 미나마타병 재판에서 실제로 인과관계가 쟁점이 되어있다는 것을 생각해 보면 명백한 것이다. 피해자는 늘 가해자에 비해비교가 되지 않을 정도로 돈과 권력이 없는 사람들이다. 설혹 인과관계를가해자가 규명하도록 하는 의무를 지운다 하더라도 돈을 가진 사람들이어떠한 이론이라도 날조해 내는 것은 어려운 일이 아니다. 그렇게 되면피해자는 그 이론을 깨부수기 위하여 또 긴 세월을 보내지 않으면 안된다. 역시 피해를 일으키고 나서부터는 절대적으로 늦고, 미나마타병재판에서 쟁점이 된 과실(過失) 논리 속에서야말로 공해방지의 구체적인방책이 있다고 생각한다.

연구회의 회원은 이 점을 둘러싸고 밤늦게까지 때로는 밤을 새우면서토론을 계속하였다. 쿠마모토 미나마타병 재판에 있어서 과실(過失)의 논리가 어떻게 의학의 문제와 관계를 가지게 되는지를 요약해 보고자 한다.

'과실(過失)'을 입증하는 이론

법률적인 통설에 의하면 과실은 다음과 같이 정의된다. "과실이란 결과의 발생을 알아야만 하는 데도 부주의로 인해 그것을 모르고 어떤 행위를하는 것이다." 이 과실의 정의는 두 개의 부분으로 나누어 생각할 수있다. 하나는 전제가 되는 부분으로 예견의 가능성, 즉 주의를 게을리하지 않으면 당연히 그 결과의 발생을 알 수 있다는 것이다. 또 하나는주의 의무를 위반하여 그 의무를 게을리했다고 하는 부분이다. 예견이불가능하면 과실도 없다고 하는 의미에서는, 예견가능성은 '부주의로인하여 그것을 알지 못하고 어떤 행위를 한다'는 것의 전제라고 할 수있다. 때문에, 상당한 주의를 기울여도 결과를 예견할 수 없는 경우에는 과실이 없다고 하는 것이다(불가항력). 반면, 과실이 문제가 되는 것은 주의를 게을리하지 않으면 결과를 알 수 있었고 따라서 그 결과를 회피할 수 있었다고 하는 경우여야 한다. 그런 사고에서 보면, '과실이란 결과를 예견해야하는 주의 의무를 게을리했다는 것이 된다'라고 할 수 있다.

공해의 가해자인 기업의 경우를 생각해보면, 이들 화학공장에 본래 부여되어 있는 주의 의무는 결코 평균적이고 추상적인 주의 의무가 아니라는 것이다. 그것은 의사나 또는 식품과 약품의 제조판매 등 그 행위의 위험성이 클수록 주의 의무는 증대하기 때문이다. 연구회가 도달한 결론을 연구회의 보고서에서 인용한다.

'주의 의무'의 사고방식

대규모 화학공장을 운영하는 칫소는 다음의 이유에 의해 고도의 주의 의무를 부여받았다고 보지 않으면 안 된다. 일반적으로 화학공장은 위험한 원료, 촉매를 사용하여 복잡하고 위험한 반응장치를 거쳐 대부분은 그것 자체가 위험물인 제품을 생산하고 있다. 생산과정에 있어서는, 약간의 차질에 의해서도 대규모의 폭발이 일어날 위험성이 있고 폐가스, 폐수 등, 공장 폐기물도 대체로 위험한 성질을 갖는다. 그러나 이러한 위험성은 생산규모가 확대됨에 따라 증대되어 가고 그때마다 안전 확보를 위하여 특별히 고도의 주의 의무가 요구되는 것이다.

또, 위험의 발생원인인 생산과정은 기업의 배타적인 지배 관리 아래에 놓여 있어서 제조과정이나 제품에 대한 전문적인 지식도 기업이 독점하는 것이다. 주민은 공장이 얼마만큼 유해한 폐기물을 방출하고 있는지조차 알 수 없는 상황에 놓여 있다. 이와 같은 상황 아래에서는 주민 측에서 위험을 방지할 방법은 없고 그것을 할 수 있는 것은 기업뿐이다.

이와 같이 위험의 원천은 공장내부에 있기 때문에 그 위험이 일단 현실이 되면 가해자가 되는 것은 늘 기업이고 주민은 반대로 늘 피해를 입는 쪽에 서게 된다.

또한 미나마타 공장의 경우는 밀집한 시가지에 위치하고, 공장배수구인 미나마타 만은 내해로 둘러싸인 이중 만(灣)이며 그 주변 일대는 만내를 생활의 장으로 하는 어민의 집락으로 둘러싸여 있고 만내의 수산물은 그 중요한 식량이 되고 있다. 이와 같이 주변의 주민에게 피해를 주게 되는 위험이 큰 특수한 환경조건 아래 조업하고 있는 이상 칫소는 환경의 안전에 대하여 만전의 주의를 기울여야 할 의무가 있었던 것이다.

고도의 전문적 지식과 복잡한 장치를 가지고 대규모로 운영되는 사업에 있어 위험의 발생을 예지하여 이것을 미연에 방지하기 위하여서는 그것을 목적으로 하는 조직적이고도 지속적인 조사, 연구를 수행하는 것이 필수불가결한 일이고, 그러한 연구·조사 체제가 없이 안전 확보의 의무를 충분히 다하고 있다는 것은 도저히 기대할 수 없는 것이다. 따라서 위험 발생을 예견하고 그것을 미연에 방지할 수 있는지 아닌지는 그러한 연구·조사가 부단히 또한 성실히 수행되고 있는지에 달려 있다고 해도 과언이 아니다. 그것을 미연에 방지하는 데 필요한 연구·조사를 게을리 하여 그 결과, 피해의 발생을 회피할 수 없었다고 한다면 위험의 발생을 예견해야만 하는 주의 의무를 게을리한 것이 명백하고 이미 그 점에서 과실이 있다고 말해야 한다.

칫소의 논리

이것에 대하여 칫소는 미나마타병 재판 피고 제2 준비서면에서 무과실을 주장하며 말하기를 "첫째, 메틸수은에 의한 미나마타병의 발생에 대해서는 전혀 예견할 수 없었고, 둘째, 공장의 폐수처리에 대하여서는, 그 시점에서 당시의 기술 수준 상 가능한 한 노력을 거듭하여 피해의 발생을 회피하려는 노력을 하였다"고 하였다. 칫소는 아세트알데히드 제조 공정 중에 염화 메틸수은이 부산물로 생긴다는 사실은 미리 알 수 없었고, 더 나아가서 그 미량의 메틸수은이 어패류를 경유하여 미나마타병을 발생시킨다고 하는 것은 예상할 수도 없었다고 하는 것이다.

우선 칫소는 문제를 메틸수은의 생성, 유출, 축적이라는 것으로 지극히 좁게 한정하고 그것에 대한 예견의 가능성 유무를 문제로 삼고 있지만, 예견 내지 인식의 대상이 되는 사실이라는 것이 미나마타병이라는 구체적인 피해의 발생 그 자체일 필요는 전혀 없는 것이다. 따라서 메틸수은의 생성, 유출, 축적에 의한 미나마타병이라는 질병의 발생에 대하여 예견할 가능성이 없었다고 하더라도 안전성을 알 수 없는 공장폐수를 흘려 내보내 어떠한 피해가 일어날 수 있다는 위험성에 대하여 예상 내지는 예견 가능성이 있다면 과실은 있다고 해야 한다. 이와 같은 과실 이론이야말로 인류가 처음으로 경험한 공해병, 인류가 처음으로 경험하게 될 새로운 중독에 대응할 수 있는 이론이다.

칫소는 메틸수은의 생성이라고 하는 부반응물 생성기전의 규명을 포함하여 공장폐수의 안전을 확보하기 위하여 만전의 주의를 기울일 의무가 있었으며, 설사 메틸수은의 생성을 인식하는 것이 불가능하였다고 해도 안전성을 알 수 없는 폐수에서 생길 수 있는 위험을 예견하고 이것을 미연에 방지하는 데 필요한 처치를 충분히 강구하기만 했다면, 미나마타병의 발생을 방지할 수 있었을 것이라는 점은 명백한 것이다. 예견의 대상을 일부러 메틸수은에 한정하고 구체적인 미나마타병의 인지에 한정하는 칫소의 논리는 그 무과실의 주장을 정당화하기 위하여 발뺌하는 논리이다.

'안전성의 사고방식'에서 배우다

연구회에서 앞서 서술한 것과 같은 결론에 도달한 것에 대하여 회원 중 한사람인 토가시 사다오(富樫貞夫) 씨(쿠마모토 대학 법학부)는 "이와 같은 안전성의 사고방식에 뒷받침된 과실(過失)이론은 종래의 법률학에서는 찾아볼 수가 없으며 자연과학의 연구를 단서로 하면서 새롭게 다시 생각하지 않으면 안 된다"라고 하고, "진보된 자연과학이 제기한 문제를 대담하게 법이론으로 세워가지 않으면 안 된다"고도 하였다. 물론 미나마타병 재판에 있어서 미나마타병 소송 변호인단은 이와 같은 이론을 힘든 노력 끝에 구체적으로 실증해낸 것이다.

기업의 생산 활동에 의해 환경을 오염, 파괴해서는 안 되고 또 주민의 생명이나 건강을 파괴하는 것이 허용되지 않음이 명백한 데도, 현실에서 기업은 이윤 우선의 입장에 서서 환경의 안전을 무시하기 때문에 주민의 생활은 끊임없이 위험에 놓이고 생명마저 위협 당하게 된다. 공장 폐기물을 방출하는 것은 말할 것도 없이 기업이고, 반면에 주민은 기업이 공장에서 무엇을 어떻게 생산하고 있는지 또 어떤 폐기물을 방출하고 있는지를 알 수 없으므로 기업은 주민에 대하여 안전 확보 의무를 일방적으로 져야 하는 것이다.

그러나 기업은 공장 폐기물을 무제한으로 방출하여 주변 주민의 안전을 무시하고, 국가와 지방자치단체도 이 정도의 양이나 농도로는 위험하지 않다든가 유해하다는 것이 아직 증명되지 않았다며 기업을 옹호해왔다. 따라서 공장 폐기물의 방출은 어떤 경우에만 허용되는가 하는 근본적인 사고방식을 확립하지 않는 한 문제는 해결되지 않는다. 공장 폐기물이 유해하다는 것이 증명되어 있어도 대부분의 경우 기업은 무책임하게도 그 방출을 멈추려 하지 않으며, 그것이 유해하다는 것이 증명되지 않는 한 기업은 공장폐기물의 방출을 허용 받고 있는 것이다.

이와 같은 현실을 생각할 때 이것에 대응할 수 있는 자연과학의 이론이란 안전성의 사고방식이었다. 우리들은 타케타니 미치오(武谷三男) 씨의 『안전성의 사고방식』(이와나미서점)을 가지고 학습하였다.

방사능의 경우

우리들이 참고로 한 것은 하나의 예로써 제시된 핵폭발 실험의 방사능을 둘러싼 논의였다. 죽음의 재가 지구상에 뿌려지고 있을 때 일부 학자는 과학적으로 낙진 방사능의 해를 증명하는 것은 불가능하므로 핵폭발 실험은 허용되어야 한다고 주장하였다. 미국 원자력 위원으로 노벨상 수상자 리비(Libby) 박사는 허용량을 구실로 삼아 원폭·수폭의 낙진 방사능은 천연의 방사능과 비교하면 적으므로 그 영향은 무시할 수 있다고 주장하였다. 미량의 방사능으로는 바로 발병하지 않으므로, 즉 급성 증상을 나타내지 않으므로 아주 곤란한 문제가 되었던 것이다. 타케타니 미치오(武谷三男) 씨 등은 "허용량이라는 것은 무해한 양이 아니라 아무리 적은 양이라도 그것 나름으로 유해한 것으로, 어디까지 유해함을 견딜 수 있는지의 양, 즉 유해와 무해, 위험과 안전의 경계이며, 과학적으로 결정되는 양이 아니라 사회적인 개념이다. 해가 증명되어 있지 않다고 하지만 현실에서 그것을 증명해야만 된다면 이는 과학의 무능을 의미하고, 낙진 방사능의 해가 증명되는 것은 인류가 멸망하는 때이며 인체실험에 지나지 않는다. 방사능이 무해하다는 것이 증명되지 않는 한 핵실험을 하지 말아야 한다는 것이 바른 생각이다"라는 것을 명백히 하였다.

이러한 타케타니(武谷) 씨 등의 사고방식은 원폭·수폭 실험뿐만 아니라 공장폐기물의 방출에도 해당되는 것으로 안전성에 대한 근본적인 사고방식을 보여주고 있다. 공장 폐기물의 방출이 허용되는 것은 역시 그것이 무해하다고 하는 확증이 있는 경우가 아니면 안 된다. 공장 폐기물의 해도 급격히 나타나는 경우도 있지만 급성 증상을 보이지 않는 경우가 대부분이다. 위험하다는 것이 실증되는 것은 환경이 오염, 파괴되고, 생명, 건강이 파괴되었을 때이다. 위험이 증명되지 않았기 때문에 폐기물을 방출한다는 것은 지역주민을 인체실험에 사용하는 것과 같다.

기업의 주의 의무의 내용

기업의 연구 및 조사의 의무는 안전을 확보하는 의무이고 화학공장 등 위험한 기업에 부과되는 주의 의무라고 보아도 좋을 것이다. 이 연구 및 조사 의무를 구체적으로 생각해 보자. 공장 폐기물을 방출하려 하는 경우 우선 방출하는 곳의 환경을 사전에 조사하고, 해수의 흐름이나 해저의 상태, 혹은 거기에 사는 생물의 종류와 분포 등을 최소한 조사해야만 한다. 그것은 후에 그것들이 어떻게 변화하는지를 조사하여 비교해야 하기 때문이다. 또한 공장폐수의 성분과 유량의 연구 및 조사를 하지 않으면 안 된다. 또 제조공정에 있어서는 원재료, 촉매, 중간생성물 등이 어떻게 공장폐수로 변하여 가는지에 대한 조사 및 연구를 해야 한다. 또한 공장폐수의 화학분석은 물론이고 공장폐수의 유량조사에 의해 장기간에 걸친 배수구의 평균유량과 시간 최대유량과 그 지속시간을 체크한다. 제조공정이나 원료 등은 반드시 일정한 것이 아니므로 이러한 조사 및 연구는 지속적으로 이루어져야만 한다.

그러나 그뿐 아니라, 위험한 것은 될 수 있는 한 밖으로 내보내지 않도록 하는 것이 폐수처리의 근본원리이다. 그러기 위해 제조공정의 개선과 폐수의 순환 재사용 등이 우선 연구되어야 한다. 또 폐수의 처리방법이 연구되어야 하고, 채택된 처리방법에 의해 폐수를 방출할 때는 어류 등 물에 사는 생물에 해를 주지 않는지를 최소한 생물시험에 의해 확인한 뒤에 흘려보내야 한다. 폐수 방출 후에도 환경에 이상이 없는지를 끊임없이 감시하고 조사하여 만일 이상이 확인된 경우에는 즉시 폐수와의 관련을 조사하고 필요한 대책을 강구해야만 한다. 이 경우, 유독물질을 검출하는 만족할 만한 분석방법이 없어도 생물을 이용한 시험 방법을 이용하면 폐수에 의한 오염여부는 쉽게 판정할 수 있을 것이다.

공장 폐수 전문가에 의하면 화학분석에 의한 방법으로는 유독물질의 대부분은 화학적으로 검출, 분리, 정량할 수 없다는 것, 그 독성도 미지의 것이 많다는 것, 어류의 종류에 따라 독성은 일정하지 않다는 등의 결점이 있어 결국 자연의 생활조건에서 서식하는 어패류에 대한 폐수의 독성은 생물시험에 의해 평가되어야만 한다는 지적이다. 이와 같은 조사 및 연구 중 하나만 누락되어도 환경의 안전은 확보할 수 없다는 결론을 나는 이 연구회를 통해 배웠다.

칫소의 기업체질

우리들은 칫소라는 기업에 대해서도 분석을 시도하였다(앞의 법이론이라든지 기업의 기술론에 대하여 나로서는 숨 막힐 정도로 흥미를 갖게 되었다. 왜 '기술의 칫소'라고 할 정도로 우수한 칫소에서 미나마타병이 발생했는지, 같은 종류의 공장이 여기저기에 있는데 왜 칫소에서만 발생했는지 등의 의문은 늘 품고 있었지만 그 해답은 의학자로부터는 얻을 수 없었다).

칫소는 남아도는 전력을 이용한 대 전기화학 신흥재벌로 철저한 실험 공장을 시도한 기업이다. 즉 다른 자본이 그것이 기업화할 수 있는지 아닌지를 의심하고 있을 때에 남보다 먼저 이것을 세워 건곤일척의 조업을 해내는 우수한 기술을 가지고 있었던 것이다. 따라서 공장 안이 하나의 실험장으로 늘 폭발과 사고가 빈번하였다. 산업재해가 얼마나 많았는지를 보여주는 자료를 우리들은 가지고 있었다. 즉 여기에서도 공장 안에서의 노동자의 생명, 건강에 대한 무시가 주위의 환경, 주민의 생명 및 건강 무시로 이어진다고 하는 것을 알 수 있다. 칫소의 제1조합이 노동자의 문제와 공해 문제를 같은 관점에서 파악하려고 했던 것이 올바르다고 입증된 것이다.

또한 아세트알데히드는 1932년, 연간 210톤부터 시작하여 1957년에는 18,100톤, 또 1960년에는 45,200톤으로 그 생산량은 막대한 것이었다. 1957년에는 시장의 64%를 독점하고 늘 일본 제1의 생산량을 뽐냈다. 즉 미나마타병은 일어나고야 말 일이 일어난 것이다.

미나마타병의 개념

의학적인 문제에 대한 연구회의 결론으로는 "미나마타병 및 오염의 전모를 규명하기 위해서는 기존의 미나마타병 개념은 매우 불충분하고, 우리들의 관점에서 새로운 개념을 구상하지 않으면 안 된다"였다. 그 새로운 관점에 대하여 우리들은 다음과 같이 생각하였다.

"미나마타병은 단순히 인체의 문제로만 머무르지 않고, 공장 폐수에 의해 야기된 거대한 환경오염 문제로서 인식되지 않으면 안 된다. 따라서 인체에서의 개개의 문제, 즉 임상증상, 병리학적 소견, 메틸수은화합물의 체내에서의 이동이라고 하는 문제는 메틸수은화합물에 의한 거대한 환경오염의 일부에 지나지 않는 것이다. 그것은 환경오염에 의해 유발된 환경 내 생물계 균형의 파괴, 먹이사슬의 파괴 등 생물생태학적인 관점에서뿐만 아니라 나아가 인간생태학 혹은 사회학적 관점에서도 다루지 않으면 안 된다. 지금까지의 미나마타병의 개념은 그런 관점에서 다룬 적이 없었고 발생기전의 특이성이 지적되면서도 임상증상과 병리학적 소견에 기울인 것과 같은 비중으로 그런 관점에 주의를 기울인 적이 아직까지 없었다고 해도 과언이 아니다. 발생 배경을 포함한 광범위한 개념으로 미나마타병을 포괄하지 않으면 미나마타병이 갖는 여러 가지 문제점은 사라져버리고 마는 것이다."

"그것은 그렇다 치고, 종래의 전통적·의학적 시점에서 본 미나마타병의 개념에 대해서도 그것으로 결코 충분하지 않고 그것 자체도 또한 충분할 정도로 명확하지 않은 것이다. 의학적 실태를 보면서 이미 몇 가지의 문제점은 지적해 왔다고 생각한다. 우리들이 종래 사용하여 온 미나마타병의 개념은 그것이 설사 의식적이지 않았다 해도 극단적으로 말하자면 미나마타병 환자 심사회가 위로금 계약에 따른 위로금의 수급자격이 있는지 없는지를 판정하는 것을 목적으로 한 개념으로 진정한 의학적 개념은 아니었다고 할 수 있다. 1958, 9년의 연구에서 명백한 사실만으로 구성된 현상적, 고정적, 폐쇄된 개념이었다고 할 수 있다(중략)."

"진정한 의학적인 개념은 '위로 계약금이 운운…'이라는 판정을 위한 목적개념이 아니라 오염이 어느 정도의 범위로 퍼져 있는지, 인체 및 기타 생물에 어떠한 장애를 미치고 있는지 등의 실태를 밝히는 목적의식을 가진 개념이어야 한다. 사실에 입각하면서 새로운 사태에 대응할 수 있는 모든 사실을 포괄할 수 있는 다이나믹하고 열린 개념이어야 한다. 개념을 고정화하고 그 테두리 속에서 미나마타병을 본다는 것은 진정한 의학적 태도가 아니다. 그것은 장래의 연구에 대하여 목적을 가진, 또 하나의 전망을 창조해 내는 개념이어야 될 것이다."

"미나마타병은 공장폐수에서 유래한 메틸수은이 환경오염을 매개로 하여 인체에 미치는 장애의 총칭이라고 생각하고 이후 그 실태를 밝히는 노력을 하지 않으면 안 된다."(연구회 보고서)

이 연구회의 존재방식은 내게 깊은 감명을 줌과 동시에 '공동연구란 무엇인가'라는 것에 대해 많은 것을 배울 수 있었다. 의학, 공학, 경제, 법률 등의 여러 분야에서 여러 가지 문헌이 제시되고 검토되고 토론되었다. 토론된 것은 메모로 남기고 새로운 문제점은 분담하여 더욱 더 규명하기 위해 애쓰며 더 많은 자료들을 모으기도 하여 결국 공동작업의 결과로서 개인은 전혀 드러내지 않고 모임으로서 집단 작업이 남게 되는 것이다. 전문가라고 자만하고 있으면 우습게 되기 십상이다. 오히려 문제의 본질을 찌르는 문제 제기는 전문이 아닌 분야의 사람으로부터 나오는 경우가 많은 것이다.

또한 의학연구자의 세계에서는 정치나 사회운동과 관계를 가지는 것을 싫어하는 사람이 많다. 그런 것과 관계를 가지면 마치 학문의 순수함을 잃어버리는 것처럼……. 그러나 도대체 학문의 순수함이란 무엇이란 말인가?

후생성 보상처리 위원회의 중재

중재안의 문제점

한편, 앞서 서술한 일임파 사람들(사망자 26명의 유족 및 생존자 49명)에 대하여 후생성의 보상처리 위원회가 중재안을 냈다. 그러나 이 중재안은 "현재의 법 제도 아래서는 본건 피해가 회사의 폐수에 기인한다고 하는 것만으로는 회사 측에 법률적 책임을 물을 수 없다"며 회사 책임을 애매하게 하고 또한 이 "위로금 계약이 무효인지 아닌지를 검토할 필요가 있다. 장래 미나마타병이 회사의 공장폐수에 기인한다는 것이 결정된 경우에도 새로운 보상금을 일체 요구하지 않는다"고 하는 취지의 조항이 있어 재판에서의 칫소의 주장 그대로라는 데에 우리들은 정말 놀랐다.

또한 구계약에서 정해진 조의금인 30만 엔도 당시의 자동차 손해보상 보험법에 정해진 사망자에 대한 지급액의 최고에 해당하는 금액이었다고 하여 미나마타병을 자동차 사고와 고의로 혼동케 하고 게다가 1959년, 지금부터 십여 년이나 전의 일이며, 이미 끝난 일이라고 규정했다. 그와 같은 정신을 기초로 한 중재안이니 그 내용이야 어떨지 대충 추론할 수 있을 것이다. 환자의 증상을 A, B, C, D 4등급으로 나누고 또한 연령을 4단계로 나눔으로써 총 16개의 범주로 나누어 연금의 최고액은 38만 엔, 최저는 17만 엔. 사망자는 320만 엔부터 400만 엔이었다. 이때 '미나마타병을 고발하는 모임'을 중심으로 많은 사람들이 후생성으로 달려가 중재안에 항의하였지만, 결국 이 중재안으로 타결되고 일임파는 미나마타로 돌아왔다.

의사는 지극히 당연한 것처럼 환자의 증상을 중증, 중등증, 경증이라는 식으로 분류하는 것에 익숙해져 왔다. 그러나 그것은 전에 미이케(三池)의 일산화탄소 중독에서도 서술한 바와 같이 산재나 자동차 배상보험법 그리고 공해 보상의 경우 그 액수를 낮게 잡는 것을 합리화하기 위하여 이용된다. 우리들은 이것을 제대로 인식하고 있어야만 한다.

이 피해를 얼마로 볼 것인가?

E군은 21세이다. 그는 오오사카(大阪)에 취직하여 이미 5년이 된다. 오오사카에 취직하고 있다고 하면 마치 병이 좋아진 것처럼 받아들여진다. 많은 사람들이 그가 미나마타병이라는 것을 모를지도 모른다. 그러나 그의 실제 사정을 자세히 그의 생활에서 파악해 보면 장애는 매우 심각한 것이다. 그는 5년 사이에 다섯 번 직장을 바꾸었다. 그것은 1주일 중 6일간 일하는 것이 불가능하기 때문이다. 그는 그 나름대로 주5일제를 강경하게 실시하고 있다. 처음에는 직장 사람도 쉬지 말라고 충고하지만 6일간 나와도 일을 할 수가 없으므로 E군의 5일제를 인정하지 않을 수 없다.

그는 머리를 단정히 빗어 넘기고 시계를 차고 안경을 쓴 인텔리 분위기이지만 일은 집단 취직한 중학생들이 하는 초기의 일밖에 할 수 없다. 일이 힘들어서 기숙사에 돌아오면 픽하고 쓰러져 잠들어 버린다. 친구들과 같이 술 마시러 가거나 볼링을 하러 가는 일은 불가능하다. 여자 친구도 없다. 언젠가 여자 친구를 사귄 적이 있었지만 그녀는 그의 말을 알아들을 수 없었다. 그도 상대의 말을 잘 알아들을 수가 없다. 또한 시내를 거닐고 있어도 시야가 좁기 때문에 사람들에게 부딪히거나 그녀와 함께 같은 속도로 붐비는 사람들 사이를 걸어갈 수가 없다. 이래저래 소원해지게 되었다. 친구와 사귀지도 못하고 고독하게 되고 사람이 싫어진다. 그는 숨기고 있지만 사실은 두 자릿수의 암산조차 할 수 없다.

도대체 이 청년은 이와 같은 생활을 언제까지 계속해야 한단 말인가. '치유, 직장복귀'라고 한 줄로 평가되어 버리는 이 청년의 인생에서 잃어버린 것을 도대체 어떻게 평가하면 좋은 것일까? 장래, 이 청년은 결혼하여 가정을 가지고 독립하여 살아갈 수 있을까?

이와 같은 예는 이 밖에도 많다. 특히 소아기에 걸린 미나마타병 환자의 경우, 신체증상은 비교적 가벼워지는 데 반하여 지능이나 성격 면의 장애가 후유증으로서 장래 사회 복귀를 가로막는 큰 문제가 되리라고 생각한다. 그렇기 때문에 어느 정도 걸을 수 있는지, 어느 정도 스스로 자기 주변의 일을 할 수 있는지 등 운동기능의 측면에서만 피해의 실태 혹은 장애의 정도를 보려고 하는 것은 올바르지 않은 것이다.

또 운동기능의 면에 더하여 지능 면을 본다고 되는 것도 아니다. 유감스럽게도 미나마타병은 뇌 전체에 변화를 일으키므로 그 결과로서 감정과 의지 측면의 증상도 무시할 수 없다. 그 때문에 평범한 사회생활을 제대로 할 수 없는 여러 가지 장애를 나타낸다. 어떤 환자는 사람을 싫어하여 집에 콕 틀어박혀 지내며 사람을 보면 도망친다. 어떤 환자는 감정의 동요가 심하여 작은 일에도 흥분한다. 혹은 무기력하게 되고 혹은 개중에는 악의적인 마음이 심하고 질투망상과 피해망상을 나타내기도 한다. 이와 같은 여러 가지 정신면에서의 장애는 매우 심각하지만 그 실태는 아직 충분히 밝혀지지 않았다. 그들의 장애는 실제 생활에서 보지 않으면 좀처럼 알 수 없는 것도 사실이다.

결론적으로 확실히 말하자면, 법률이나 논리를 내세워 의학적 증상의 정도로 합리성을 가장한 위의 중재 내용에 나는 강한 불만을 가지고 있다. 잃어버린 것을 돈으로 환산할 수 없다는 것은 물론이지만 하루 정도의 진찰과 문진만으로 그 장애의 심각함을 쉽게 파악할 수 없다. 나는 결코 공해병, 미나마타병이라는 이유 때문에 이러는 것이 아니다. 어떤 경우에 있어서도 인간은 기뻐하고 슬퍼하고 화내는 살아있는 인간으로서 취급해야만 한다는 것이다.

일임파라고 불리는 사람들도, 소송파라고 불리는 사람들도, 같은 미나마타병이며 전혀 차이가 없다. 오히려 현 시점에서는 이미 끝난 것으로 처리된 일임파 사람들에게 문제가 많이 남아 있다. 또 지금 이루어지고 있는 공해조정위원회에 의한 중재도 마찬가지라고 할 수 있다.

VIII. 미나마타병 전모를 규명하려고 나서다

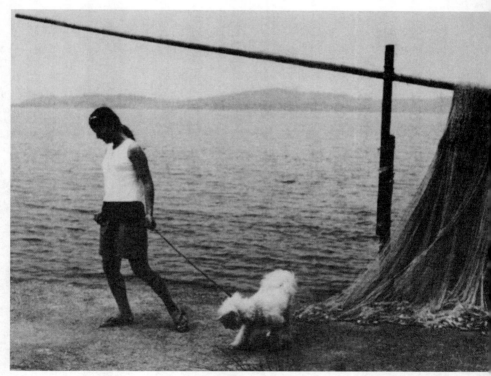

얼핏 보면 아무렇지도 않은 미나마타병 환자. 유도(湯堂) 만에서

인정된 미나마타병은 빙산의 일각

미나마타병의 인정기준

1969년 6월, 미나마타병 재판을 지원하는 '미나마타병을 고발하는 모임'의 회원이 찾아와 회보의 창간호에 미나마타병 진단기준의 문제를 기고해 달라고 부탁했다. 나는 '고발하는 모임'이 문제를 정확하게 파악하고 있는 것에 놀랐다. 이것이야말로 오랫동안 내 머릿속에서 개운치 않게 남아 마음에 걸리는 문제였기 때문이다.

원래 불인정 환자, 소위 미나마타병 저변의 문제에 관해서는 나 자신도 몇 가지의 잘못을 범하고 있었다. 타테츠(左津) 교수는 나에게 늘 그것을 지적하고 있었고 전술한 것과 같이 나 자신도 1963년, 태아성 미나마타병 환자의 어머니들에게서 여러 가지 미나마타병의 불완전형이라고 생각되는 증상을 확인하고 논문으로 발표하였음에도 불구하고 그대로 방치하고 있었다. 한 차례, 성인병 검진이라는 명목으로 환자다발지역의 주민에 대하여 일제검진을 하려고 한 적이 있었다(미나마타병 검진이라고 해서는 할 수 있는 상황이 아니었으므로 이와 같이 명목을 바꿀까 생각했던 것이다). 그러나 그것도 실현하지 못하였다. 또한, 적어도 지금 인정된 환자의 가족만이라도 일제검진을 해보려고 시도한 적도 있었지만 현지와 시립병원의 협력을 얻지 못해 하지 못했다.

만약 그때 실태의 일부라도 밝혀두었다면 오늘날 미나마타병의 존재방식은 조금은 달라졌을지도 모른다. 그러나 칫소의 지배 아래 있는 지역인 미나마타 시의 시립병원에 협력을 요청한다는 것은 처음부터 무리였다는 것을 알게 되었다. 심각한 의사부족과 미나마타병을 숨기려고 하는 미나마타 시의 여론, 시나 현이 아무것도 모르는 척 시치미를 떼고 있는 가운데 도대체 무엇을 할 수 있겠는가? 설사 우리들이 일제검진을 했다고 해도 그것이 의학적인 자료로서 어딘가의 논문 정도는 되었을지도 모르지만 그 상황에서는 환자의 구제로 이어진다는 것은 생각할 수도 없었다. 역시 이와 같은 문제는 전체 운동의 진전 속에서만 가능하다는 가혹한 역사적 사실을 되씹지 않으면 안 되었다.

나는, 여기에 조금 길지만 『고발』에서의 그 당시의 나의 문장을 그대로 인용하고자 한다. 당시 내가 생각하고 있던 것이 요약되어 있기 때문이다.

미나마타병의 인정기준
– 인정된 환자는 빙산의 일각, 하루 빨리 전모를 규명해야 –

현재, 우리들이 미나마타병(유기수은 중독) 환자라고 하는 사람은 미나마타병으로 인정된 사람으로, 유기수은 중독 그 전부는 아니라는 것을 확실하게 해둘 필요가 있다. 인정되었다고 하는 것은 위로금(보상금은 아니다)을 받을 수 있다는 사회적인 절차에서 생긴 것으로, 유기수은 중독과 중복되는 부분은 있어도 의학상 개념과 모두 일치하는 것은 아니다. 즉 미나마타병이라고 인정받지 않으면 위로금 및 기타 혜택을 받을 수 없다고 하는 것이며 이것과 별도로 의사가 자신의 의학적 지식으로 미나마타병이라고 진단하는 것이 가능한 것이다. 이점을 밝혀두고, 미나마타병을 다시 한 번 재검토해 보지 않으면 안 된다.

예를 들면, 쿠마모토의 미나마타병에서는 시야협착과 지각장애는 100%,

운동실조가 93.5%, 언어장애 88.5%, 청력장애 85.3%로 동일 증상이 매우 높은 비율로 출현하고 있어 공통적 병리 현상(특징)이 뚜렷하지만, 반대로 그와 같은 증상을 갖춘 사람(헌터·럿셀 증후군)만을 미나마타병이라고 인정한 것도 사실이다. 그 증거로는 니이가타 미나마타병에서는, 지각장애는 93%이지만, 시야협착은 37%, 운동실조는 65%, 언어장애는 37%, 청력장애는 63%로 꽤 차이를 보인다. 또한 최근 쿠마모토 대학의 연구에 의해 유기수은 중독의 아주 초기에 있어서는 말초신경에만 병변을 확인할 수 있었던 것도 명백하고 또 병리학적으로 불현성 미나마타병이 발견되고 있다. 상식적으로 생각해 봐도 모든 질환이 그렇듯이 전형적인 예는 빙산의 일각이고 그 저변에는 다수의 불완전형이 존재하고 있다는 것은 확실하다. 시야협착이 니이가타에서 37%, 쿠마모토에서 100%라고 하는 것으로부터 매우 대담한 추론을 하자면, 니이가타에서 진단된 미나마타병의 범위로 보면, 약 3배는 쿠마모토에 존재한다고 볼 수 있을 것이다. 물론, 여러 가지 발생 조건을 고려하지 않은 것이지만.

이와 같이 생각해 보면, 지금 우리들은 의학적으로도 사회적으로도 이러한 유기수은 중독의 전모를 한층 더 밝힐 필요가 있다는 것을 통감한다.

그 중요한 일을 하는 데는 돈과 사람이 필요하다. 대학의 일개 교실로는 그럴 만한 힘이 없다. 대학은 오늘날 그 존재가치가 의심되고 있지만, 그 한 가지 이유로는 이러한 문제도 포함되어 있는 것이다. 발병 이래 15년이 넘게 경과하였는데도 도대체 어떤 것이 미나마타병에 대하여 해결되었다는 것인가? 의학팀의 원인 규명은 높이 평가되고 있지만 그것을 어떻게 사회에 활용하였는가 하는 점에 있어서 의사들은 깊이 반성하지 않으면 안 된다고 생각한다.

조사를 개시하게 된 계기

어느 추운 날 밤, 미나마타병 대책시민회의의 회원과 환자 가족들이 앞서 서술한 연구회의 보고서 작성을 끝내고 미나마타 시내 한곳에 모였다. 우리들은 지금까지 밝혀진 미나마타병은 빙산의 일각에 지나지 않는다는 확신을 더하고 지금까지 묻혀 있는 부분을 빨리 어떻게 하지 않으면 안 된다는 생각에 사로잡혀 있었다. 다시 한 번, 미나마타병을 원점에서부터 재검토할 필요가 있었다.

이 무렵, 타케우치(武內) 교수가 불현성 미나마타병이라고 하는 새로운 문제를 제기하고 있었다. 이 불현성 미나마타병이란 생전에 미나마타병의 증상이 없었는데도 사후 부검에 의해 뇌에 미나마타병 특유의 병변이 발견된 것을 가리킨다. 부검된 것은 미나마타병 발생지역에 살았던 한 노 의사였다(실은, 이 불현성이라고 하는 용어에는 문제가 있는 것으로, 내가 이 의사의 아들을 만나 확인해 보니 이 분에게는 생전부터 미나마타병 증상이 있었다고 말했다). 어쨌든 이것은 미나마타병의 숨겨진 저변의 문제에 하나의 조명을 비추었다는 점에서 의의는 컸다. 나중에 설명하는 것과 같이 이 일은 현 의회에서도 문제가 된다.

나와 후타츠카 신(二塚信: 공중위생학) 의사 둘이서 이 사람들과 밤늦게까지 이야기하였다. "미나마타병의 실태를 의학적으로도 사회적으로도 밝힌다"는 것이었다. 이는 아주 곤란하고 힘든 작업이라고 생각되었다. 그러나 그날 밤 우리들의 결론은, 지금 우리들이 확실하게 할 수 있는 것은 우리들의 발로 한 사람 한 사람을 찾아서 돌아다닌다는 것, 그것은 매우 비능률적이지만 가장 확실한 방법이었다. 나는 앞서 서술한 태아성 미나마타병 조사에서도 그것을 경험하였다. 곧바로 이날 밤 모인 미나마타병 대책 시민회의 사람들과 환자 가족들에게 의심스러운 환자의 문진조사 방법과 그것을 하도록 돕는 방법 및 카드 기입방법 등을 알려주었다. 이날 밤 그 자리에서만 의심이 가는 사람의 이름이 약 40명 정도 거명되었다.

카와모토 테루오(川本輝夫)와의 만남

여기에서 나는 이러한 환자 발굴에 있어서 결정적인 활동을 한 인물에 대하여 이야기하고자 한다.

카와모토 테루오(川本輝夫), 1931년 8월 1일생. 정신병원 남자 간호사. 부친 가토타(嘉藤太)의 7남으로 태어났다. 부친은 칫소에 근무하면서, 근무하는 중간 중간에 미나마타 만에서 어패류를 잡았고, 1946년에 퇴사하고 어업조합에 가입하여 어업전문이 되었다. 외줄낚시를 중심으로, 어망을 사용하여 잡은 생선, 게, 새우, 보리멸, 쏨뱅이, 문어, 해삼, 전갱이, 숭어 등, 미나마타 만과 그 주변 해역에서 잡히는 어패류는 무엇이든 먹었다. 부친은 낚시를 매우 잘하여 근처에서 '낚시의 달인'이라고 불릴 정도였다. 1958년, 모친 사망 후 부친과 함께 둘이서 생활하게 되었고, 생활의 어려움도 있었지만 생선을 아주 좋아하여 부자 모두 더욱 더 생선을 많이 먹었다.

1954년 11월에는 근처의 어부 중 한 사람이 침을 흘리고 다리가 후들후들 거리고 눈이 보이지 않게 되어 사망하고, 같은 병으로 1955, 6년에 사람들이 잇달아 괴질에 걸리는 것을 보고 카와모토(川本) 부자는 무서운 일이라고 서로 이야기한 적이 있었다. 그 부친이 1959년 무렵부터 손발의 저린 증상과 동통, 청력장애를 호소하고 테루오(輝夫)가 말을 걸어도 엉뚱한 대답을 하였다. 1960년에는 손발의 저린 증세가 심해지자, 끈이나 고무줄로 자신의 손발을 힘껏 청색증이 올 정도로 묶고 있었다. 부친은 느낌이 없어서 이렇게 하는 것이 기분이 좋다며 웃었다. 당시는 미나마타 만내는 자주적으로 어획을 중지하고 있었지만 숨어서 몰래 생선을 잡는 사람이 있어서 어업협동조합에서는 당번을 정해서 감시를 하고 있었다. 테루오(輝夫)도 친구들과 감시하러 갔었다. 그래도 생선의 맛을 잊지 못해 때때로 싱싱한 회를 먹었다.

이윽고, 부친은 보행장애가 현저해지고 자리에 눕게 되었다. 곁에 있는 사람이 보이지 않게 되고 침을 흘리고 말투가 불명료해지자 미나마타병이 아닐까 하는 무서운 예감이 테루오(輝夫)의 머리를 스쳤다. 1961년 10월, 부친은 시립병원에 입원하였다. 진단 결과는 뇌동맥경화증이었다. 증상은 좋아지지 않았지만 경제적으로 곤란한 상태가 되었으므로 2개월 만에 퇴원하였다. 자택요양을 하였지만 몸은 점점 부자유스러워져 테루오(輝夫)는 아버지의 간호를 해가면서 생계를 꾸려나가야 했다. 이 무렵 미나마타병의 발생은 1960년으로 끝났다는 것이 통설로 되어 있었기 때문에 미나마타병으로서의 취급도 한 푼의 보조나 보상도 없었다. 테루오(輝夫)는 괴질에 걸린 사람들과 마찬가지로 생선을 계속 먹었기 때문에 아버지도 미나마타병이라고 확신하고 있었지만 누구에게 어떻게 호소해야 좋을지 그 방법조차 몰랐다.

테루오(輝夫) 자신도 1956년경부터 손발이 저리고 아팠기 때문에 침구원에 다니고 있었다. 사람들로부터 젊은 사람이 무슨 뜸이냐고 웃음거리가 되어 속상하기도 하였다. 1959, 60년에는 찌릿찌릿 저린 느낌이 심해지고, 발의 움직임이 둔해지고 신발이 벗겨져도 모르게 되어 장화만 신고 다녔다. 글씨를 서툴게 쓰고 손을 제대로 움직일 수 없었다. 가벼운 떨림과 오래 말하면 혀가 뻣뻣해지는 등의 자각 증상이 있었다.

1964년경에 되어서 테루오(輝夫) 자신의 증상은 좋아지고 있었다. 그러나 부친은 이때부터 정신증상이 악화되어 혼잣말을 하고 밤에 잠들지 못하고 어슬렁어슬렁 거리며 불안상태를 나타냈다. 또, 달력속의 여자 얼굴과 이야기하거나 환상을 보기도 하고 때로는 부자유스런 몸으로 큰소리로 소란을 피우는가 싶더니 노끈을 목에 감고 자살하려고 하는 등 도저히 혼자서 간병할 수 없어, 의료부조를 받아 1965년 2월에 미나마타의 모 정신병원에 입원시켰다. 그 후도 정신병원의 보호실에서 미친 듯이 소란 피우는 상태가 계속됐고 마침내 일어나지 못하고 누워버린 채로 전혀 반응이 없다가 1965년 4월 14일에 테루오(輝夫)가 임종한 가운데 사망했다.

혼자 남은 테루오(輝夫)는 이 정신병원에 간호사로 근무하게 된다. 테루오(輝夫)는 아버지의 죽음이 미나마타병이라는 것을 보건소와 시청에 신고하였지만 받아들여지지 않자 향할 데 없는 분노가 점점 치밀어 오르기만 할 뿐이었다. 1969년 12월, 그는 사망자의 심사를 환자 인정 심사회가 받아들이지 않는 것은 인권침해의 우려가 있다고 하여 쿠마모토 현 인권옹호위원회에 호소하였다. 그것보다 앞서 1968년 9월, 미나마타 시 인권옹호위원에게도 같은 내용의 호소를 하였지만, 이 때 위원의 한 사람으로부터 "돈을 원하느냐"라는 말을 듣고 단장의 슬픔을 맛보았다. 마침내, 그는 문자 그대로 자신의 몸을 걸고 인정 신청이라는 하나의 벽을 깨부수기로 결의하고, 스스로의 병이 미나마타병이라고 인정 신청을 하였다. 카와모토(川本) 씨의 오늘날의 운동 에너지의 원천은 그렇게 사랑하고 사이가 좋았던 부친의 죽음 이래 오늘날까지 쌓인 마음의 응어리였다. 그로서는 돈이 문제가 아니라 말 그대로 원수를 갚는 것이었다.

검게 그을린 작은 체구의 사람, 카와모토 테루오(川本輝夫)를 내가 만난 것은 1969년 여름이었다. 몸가짐은 조용하고 겸손하였지만, 눈매가 날카롭고 그 안에 감쳐진 투지가 범상치 않게 느껴졌다. 그가 더듬더듬 물어오는 한 마디 한 마디의 말이 내 가슴을 예리하게 찔러 참을 수 없는 고통으로 퍼져감과 동시에 한편에서는 이 남자에게 지지 않겠다는 반발도 느꼈다. 몸으로 모든 생활을 걸고 미나마타병에 전력을 다해온 남자와 대학의 연구실에서 멀리서 미나마타병을 보아온 인간과의 어쩔 수 없는 거리, 소외감이 어떤 것인지도 모르는 채, 이 때 느낀 나의 고통은 전문가의 권위를 위협당하는 것 같은 위기감 때문이었는지도 모르겠다.

"같은 생선을 먹었는데, 어떤 사람은 미나마타병, 어떤 사람은 미나마타병이 아니라고 선생님들은 말합니다. 어려운 의학적 문제는 모르지만,

수은은 이 주변 사람들의 몸속에 전부 들어갔어요. 그것은 틀림없어요. 그것이 어떤 모양으로 사람의 몸에 나타나는가 하는 것은 알고 있나요? 미나마타에는 비전문가의 눈에도 미나마타병이라고 생각되는 사람이 아직 있지만, 모두 무슨 다른 병명이 붙어 있어요. 의사들은 미나마타병이 1953년부터 1960년까지만 발생했다고 하는데, 그것은 무슨 이유에서 인가요?" 등등……

나는 소위 전문가로서 의학에는 비전문가인 이 남자의 질문에 대답할 수 없다는 것에 굴욕감을 느꼈다. 어떻게 해서라도 이 남자의 질문에 답하지 않으면 안 된다고 생각했다.

통설을 깨부수는 어려움

A. 발생시기의 문제

1953년 이전의 발병자

H씨의 집은 조상대대로 어업에 종사했다. 이 집의 외아들 K군(10세)은 태아성 미나마타병으로 나는 1961, 2년 무렵 이집에 자주 드나들었다. 돗자리인지 다다미인지 알 수 없는 것이 바닥에 깔려져 있는 집안을 K군은 손을 짚고 팔딱팔딱 개구리처럼 뛰고 있었다. 잘못 짚어 앞으로 기울어져 벌러덩 넘어진다. 침으로 옷이 늘 축축한 이 아이를 나는 태아성 미나마타병이라고 진단하면서 그 가족에 대해서는 무언가 유효한 조치를 취하지 않았다.

처음에 K군의 부친 H씨의 이상을 감지하게 된 것은 K군의 할아버지, 할머니가 열심히 아이에게 신경을 쓰고 돌보아 주고 있는데도 친아버지인 그는 방구석에서 혼자서 실실 웃고 있는 것이 이상했기 때문이었다. 진찰해 보니 그에게는 언어장애, 지각장애, 시야협착, 운동실조, 청력장애 등 당시 미나마타병의 진단기준으로 되어 있는 것은 모두 나타나 있었다. 내가 이 부친을 진찰하는 데 조부모는 왠지 당황하여 "애 아범의 병은 종전 직후부터에요"라고, 몇 번이나 반복하여 말하는 것이다. 당시 내 머리는 미나마타병은 1953년부터라고 하는 통설로 단단히 굳어져 있었으므로 이상하다고 생각하여 몇 번을 다시 물어도 "종전 직후부터입니다"라고 했다. 물론 그들은 신청할 의사도 없고 또 나 자신 그 문제를 공식적으로 할 의사도 없어 조용히 자신의 메모에 미나마타병이라고 써두기만 했다. 그리고 그대로 세월이 흘러갔던 것이다.

구와바라 시세이(桑原史成) 씨의 『미나마타병』[산이치 쇼보(三一書房)]의 사진집에 H씨가 고기잡이를 하고 있는 사진이 나와 있다. 구와바라(桑原) 씨는 "이와 같은 경중 환자는 미나마타병으로 인정되고 있지 않다"며 그렇게 취급하는 것이 부당하다는 것을 예리하게 추궁하고 있지만, 그 이후 H씨의 증상이 눈에 띄게 악화되어 고기잡이를 할 수 없게 되었다. 그 탓인지 가족은 마침내 그렇게 거부하던 신청을 하였다. 그런데 심사회는 몇 번이고 그것을 부정했다. 1971년에 내가 다시 H씨를 진찰하게 되었다. 확실히 H씨의 증상은 악화되어 있었다. 그러나 그는 여전히 종전 직후부터 나빠졌다고 하고, 또 어떤 때는 마차에서 떨어져서 머리를 부딪치고 나서부터라고도 말했다. 몇 번째인가의 심사회 전날, 나는 위원장에게 1962년 H씨를 진찰하고 미나마타병이라고 이미 진단하였지만 아무것도 하지 않고 방치하고 있었다는 것을 말하고 당시의 자료를 첨부하여 의견서로 제출하였다. 그러나 그때의 심사회에서도 보류가 되어버렸다. 아무리 생각하여도 발병 시기가 문제된 것이라고밖에 생각할 수 없었다.

야스코(やす子) 씨의 예

1946년에 태어난 야스코(やす子) 씨는 일반인의 눈으로 보아도 확실한 미나마타병 환자였다. 길을 걸을 때도 신을 질질 끌며 비틀비틀 걷는다. 말은 불명료하고 말을 많이 하면 침이 나온다. 손이 떨린다. 물론 종래의

진단기준, 즉 운동실조, 지각장애, 언어장애, 시야협착 등 모두가 갖추어져 있다. 그러나 그녀 또한 발병 시기가 문제가 되었다.

그녀의 발병 시기에 대해 조사하기 위하여 나는 시민회의의 사람에게 부탁하여 성적증명서를 받아보니 초등학교 입학 때인 1951년에 이미 언어 불명료라고 기재되어 있었다. 즉 아무리 생각해봐도 1953년 이전에 발병한 것이 된다. 부친이 이전부터 말이 불명료하였지만 1956, 7년 무렵부터 나빠졌다고 해도 받아주지 않았기 때문에 한층 불리한 증거를 내가 제출한 것이 되어 버렸다. 심사회는 부정의 이유를 공식적으로 밝히지 않았지만 아무리 생각해도 그것이 아닐까하는 생각이 떠나지 않았다.

표 Ⅷ-1. 1971년 1월까지 인정된 환자의 발병 시기

종류	1953	1954	1955	1956	1957	1958	1959	1960	계
후천성	1	12	9	46	2	4	20	4	98
태아성	0	0	5	7	6	2	3	0	23
계	1	12	14	53	8	6	23	4	121

주; 후천성 : 소아 및 성인의 미나마타병으로 직접 어패류를 섭취한 것으로 인해 발병한 사람

1971년 1월까지 인정된 환자의 연도별 발생 수는 표 Ⅷ-1과 같다. 그러나 이 기간 이외의 시기에 발병한 환자가 나타나더라도 앞에서 서술한 것과 같이 "그때는 미나마타병이 없었다"라는 이유로 부정되었기 때문에 시간이 지나도 이 발생 시기는 수정되지 않는 것이다. 미나마타병의 발생시기는 1953년부터 1960년까지 라고 하는 통설의 벽은 두꺼웠다. 어쨌든 이 벽을 깨부수기 위하여 우리들은 자료를 모았다.

이 자료의 하나로 1956년에 국립공중위생원이 환자발굴을 했던 당시의 의증 환자 리스트가 있다. 여기엔 임상증상과 주치의 의견, 진단 등이 기재되어 그 이전에 사망한 환자에 대해서도 면밀한 조사가 되어 있었다. 거기서 야스코(やす子) 씨의 이름을 찾아냈다. 동시에 그 자료 속에서

최근 인정신청을 한 몇 사람의 환자의 이름을 찾아내고는 나도 놀랐다. 역시 1956년 당초부터 이 사람들은 미나마타병이 의심된다고 기록되어 있었던 것이다. 그런데 이들 자료는 전혀 활용되지 않고 십여 년 지나서 겨우 그 중의 몇 명이 공식적으로 인정된 데 지나지 않았다. 그 중에는 이미 사망한 사람과 미나마타병이 아닐까 하고 두려워서 자살한 사람의 이름도 볼 수 있었다.

제1회 환자 인정시의 정황

1956년 5월, 공식적으로 미나마타병이 인정되었을 때 미나마타에 만들어진 괴질대책위원회는 당시 가능한 한 그 이전의 환자에 대해서도 발견하려고 노력하였다. 그 결과, 공식적으로 미나마타병 제1호가 된 것은 앞서 서술한 것과 같이 1953년 12월 15일 5세에 발병하여 1956년 3월 15일에 8세에 사망한 여자아이였다. 1956년 12월 1일에 현지의 괴질대책위원회와 의대 교수들이 만나서 지금까지의 자료를 심사한 결과 공식적으로 미나마타병이라고 결정하였던 것이다. 이것이 심사회다운 기능을 가진 최초의 회합이었다. 즉, 이날의 회합에서는 17명의 사망환자를 포함하여 52명을 공식적으로 미나마타병 환자라고 결정하였다. 그 중에는 1954년에 이미 사망한 사람 5명, 55년에 사망한 사람 3명 등, 1956년의 공식적 발견 이전에 사망한 사람 8명을 소급하여 인정하였다. 그 인정 자료가 된 것은 면접조사 및 신청서와 주치의의 증언이었다.

이와 같이 1956년 이전의 환자를 발견하기 위한 노력에도 불구하고 발견되지 않고 묻힌 환자가 다수 있었던 것이다. 왜냐하면, 당시 현지는 괴질 발생으로 대혼란이 초래되어 환자 발생 가족은 물건 사는 것마저 거절당하는 상황 속에서 환자는 오로지 숨기기에 급급한 상황이 되어 이전의 발병 등은 일부러 신청하지 않았던 것이다. 어떤 환자는 주치의와 보건소 직원이 미나마타병이므로 신청하도록 몇 번씩 설득하러 갔었지만 거부한 사실도 있다.

1953년 발생설의 근거

이와 같이 보면, 1953년 이후부터 미나마타병이 발생하였다고 하는 근거는 사실은 1956년 12월 1일의 시점에서 거기까지 거슬러 올라가는 것만 가능했다는 것이다. 실제 발병 가능성을 생각한다면 그것은 메틸수은이 언제부터 배출되었는지 하는 점에 달려 있다. 이 점에 관하여 자료는 아주 부족하였지만, 공장의 노동자와 시민의 협력에 의해 대개 그 전모를 알 수 있게 되었다.

칫소 미나마타공장에서 아세트알데히드의 제조에 착수한 것은 1932년이다. 이때 연간 생산량은 210톤이었다. 1935년에 이르러 아세트알데히드는 전국 생산의 50%를 독점하였다. 1943년에 폐수에 의해 어업 피해가 발생했고 보상을 이미 하고 있었다. 1945년에 공습으로 일시 생산을 정지하지만 다음 1946년 2월에는 생산을 재개하여 연간 2,300톤을 생산하고 그 후 1951년에는 연 생산 6,000톤을 웃돌고 1960년에는 455,200톤에 달했다. 따라서 아세트알데히드의 생산과정에서 부산물로 나오는 메틸수은화합물의 양도 그 생산고에 따라 증가하는 것이므로 오염도 그것에 따라 최고치에 달했다고 생각된다. 따라서 미나마타병 환자 발생이 1953년부터 피크를 이룬 것은 사실일 것이다. 그러나 그 이전에 미나마타병이 전혀 발생하지 않았다고 하는 의학적 근거는 매우 빈약하다. 재미있는 것은 이 일에 관해서는 미나마타병 재판의 준비서면에서 칫소 자신이 그것을 주장하고 있다. 즉 "우리는 1932년부터 아세트알데히드를 생산하고 있었는데 왜 1953년부터만 환자가 발생하고 있는가?"라고.

1953년 이전의 사망 예

많은 사람들의 면접조사와 이야기를 단서로 나는 환자 집을 돌아다니기 시작하였다. 거기에서 1953년 이전의 사망 사례도 나타났다.

히라타(平田) 모씨의 경우. 과자가게를 하고 있던 이 사람은 창으로 물고기 잡는 명인이었기 때문에 전쟁 후 과자가게를 폐업하고 매일 문어, 게 잡이로 생계를 유지하면서 해삼과 굴 등을 많이 먹었다.

우선 이 사람의 3남인 일곱 살 아들이 1945년 말 경부터 말이 응석부리는 것같이 불명료하게 되고 물건을 집는 것이 곤란하게 되어 젓가락을 떨어뜨렸다. 점점 보행 시 흔들리게 되고 마침내는 보행 기립이 불가능해져 자리에 누워있는 신세가 되었다. 눈에 띄게 침을 흘리고 개가 짖는 듯한 울부짖는 소리를 내다가 1946년 4월 28일에 사망한다. 연이어 그 형인 15세의 아들이 비슷한 증상과 경과를 거쳐 1947년 11월 20일에 사망하였다. 이 두 번째 아이가 사망한 장례날 밤에 본인 히라타(平田) 모씨는 "축제다. 축제다"라며 화려한 유카타(목욕한 뒤 입는 무명 홑옷 - 역자주)를 입고 혼자 기분이 좋은 상태였다는 것이다. 정신증상이 나타난 것으로 추측된다. 그 후, 그 자신도 언어장애와 보행 시 흔들림, 침 흘리기, 시력장애가 확인되고, 마침내는 개가 짖는 듯한 목소리를 내고 착란상태가 되며 연하장애가 일어나, 오랫동안 잠든 상태 끝에 1949년 5월 11일에 사망하였다. 당시 뇌염을 의심하였지만, 일본뇌염의 유행기도 아니고 발열 등의 증상도 없고 혈청학적인 진단도 확인되지 않았다고 한다. 가족은 전염병이다, 저주라 하여 미나마타 시를 떠나 현재 다른 지역에 살고 있다.

이것을 지켜보았던 앞에서 말한 카와모토(川本) 씨를 비롯하여 근처의 사람들은 지금 생각해 보면 미나마타병이 틀림없다고 말한다. 그래도 나는 믿을 수 없어서 그 지역(쿠마모토 시에서 20㎞)에 살고 있는 환자의 가족을 찾아내어 방문하였다. 그 히라타 모씨의 부인으로부터 이야기를 들었을 때, 이 사람이 미나마타병의 교과서를 외워서 암송하고 있는 것이 아닐까 하는 생각이 들 정도로 그 증상의 시작에서 임상증상까지 미나마타병 그대로였다.

이와 같은 증례가 우리들과 시민들의 매우 한정된 좁은 범위의 조사만으로도 1971년 1월 현재 십여 건의 사례를 찾아냈다. 나는 잡지 ≪과학≫에 이 일을 썼다. 그것을 신문기자가 듣고 동년 2월 28일의 ≪아사히신문≫이 "1946년에 발생한 것인가?"라는 제목을 붙여 꽤 크게 다루었다. 마침 그 때 앞에서 서술한 1945년 발병의 H씨, 1949, 50년 발병의 야스코(やす子) 씨에 대한 몇 번째인가의 심사가 열리고 있었으므로 신문이 크게 다루었을 것이다. 그 일이 있고 나서 수일 지나 현지 미나마타를 방문하였는데 그 때 환자분들이 웃으면서 이렇게 말하였다. "선생님은 훌륭한 대발견이라도 한 것 같이 신문에 발표하였지만, 미나마타병이 1953년부터 발생했다고 믿는 것은 대학의 선생님들뿐 아닌가요?" 나는 그 말에 쇼크를 받았다. 대학의 연구자와 현지의 사람들 사이에는 그런 큰 간격이 있었던 것일까?

탯줄의 수은을 조사하다

그래도 여전히 미나마타병의 발생 시기에 관한 정의의 벽은 엄격하였다. 우리들은 좀 더 무엇인가 실증할 재료가 없을까를 검토하였다. 그 때 문득, 스웨덴의 버그(Berg) 교수가 스웨덴의 수은 오염 실태를 역사적으로 조사하기 위하여 스웨덴산 새의 깃털에 포함된 수은 농도를 남아있는 박제를 이용하여 100년간에 걸쳐 측정한 논문이 떠올랐다. 쿠마모토에 있어서도 역사적으로 무엇인가 남아 있지 않을까, 어류의 표본과 기타 무엇인가……. 그때 문득, 나는 일본에는 어린이가 태어났을 때 떨어진 탯줄을 보존하는 관습이 있다는 것에 생각이 미쳤다(새로운 탯줄에서의 수은 분석은 이미 1957, 8년 무렵, 소아과의 하라다(原田) 조교수 등이 검사한 데이터가 있다).

그래서 나는 시민회의 사람들에게 탯줄을 모아줄 수 없느냐고 부탁했다. 시민회의 사람들이 분담하여 모아다준 말린 탯줄은 쿠마모토 대학 위생학 교실 후지키(藤木) 강사에게 보냈다. 그 결과, 예를 들면, 1947년 6월생인 사람의 제대에서 건조 중량으로 하여 1.1ppm의 메틸수은이 검출되었다. 이것에 의해서도 1953년 이전에 수은 오염은 이미 인체에 미치고 있었다는 것이 된다(제대의 메틸수은 분석에 대해서는 몇 가지 이견도 없지 않다. 예를 들면 총 수은량을 측정하려고 하였지만 그것은 불가능하였다. 왜냐하면 제대 부분에 머큐로크롬이 칠해져 있기 때문에 총 수은량이 아주 높게 나오기 때문이다).

이처럼 암중모색으로 우리들은 1953년 설을 깨고 나가지 않으면 안 되었다. 이렇게 우리들은 어느 시기에 확립되어 하나의 정의가 되어버린 개념으로 인하여 그것에 맞지 않는 많은 사실이 부정되어 버린다는 것, 또 한 번 만들어진 그와 같은 개념을 깨부수기 위해서는 그 이상의 긴 시간과 큰 노력이 필요하다는 것을 알았던 것이다.

진짜 발생시기는 언제일까?

그럼 도대체 언제쯤부터 미나마타병은 발생했던 것일까? 확실한 것은 모른다. 1971년에 8월에 쿠마모토 대학 제2차 미나마타병 연구반이 실시한 조사에서는, 1942년에 발병했다고 의심되는 증례를 찾아냈다. 물론 그 사람은 1956, 7년에도 어패류는 계속 먹고 있었으므로 현재 나타내는 증상 모두가 당시부터 있었다고는 할 수 없지만 종전(1945년) 전후부터 발생되고 있었다는 것은 거의 틀림없다고 생각된다. 특히 앞에서 서술한 히라타(平田) 모씨의 경우는 배를 가지고 있지 않은 어부이다. 근해의 해저에서 그렇게 이동이 심하지 않은 문어나 새우와 해삼, 게 등을 주로 잡고 있었으므로(이 들 어패류는 당연히 수은의 축적이 높아져 있다) 발병이 일반 어부보다 빨리 나타났다고 생각된다. 또한 태아성이 되면 모체보다 더 많이 축적되므로 성인의 급성 중증 발병 이전부터 발병하고 있었을 가능성이 크다.

1960년 종료설의 문제

또 다른 발병 시기에 관한 문제는 1960년에 미나마타병 발생은 끝났다 고 하는 설이다. 1953년 발생설에 대해서는 1956, 7년 무렵의 조사 수준에 서 1953년까지 거슬러 올라갔다고 하는 것이므로 그 근거는 일단 이해할 수 있다. 그러나 1960년에 끝났다고 하는 것은 그 근거가 한층 더 불확실하 다. 생각할 수 있는 이유로서는, 당시는 이미 주민이 생선을 먹지 않게 되고 공장폐수 설비도 개선되었기 때문이라고 할지도 모른다. 그러나 정말로 생선을 먹지 않았을까? 앞의 카와모토(川本) 씨가 말하는 것과 같이 지켜서 망보지 않으면 그들은 숨어서 고기를 잡았다. 또한, 어부들 사이에 서는 위험지역(미나마타 만내)에서 조금 떨어지면 괜찮다고 하는 생각이 있었다. 그 증거로, 생선이 없으면 식사를 할 수 없다고 하는 많은 사람들이 미나마타 만에서 떨어진 이즈미(出水) 지역과 미나마타 강 하구 등으로 생선과 조개를 잡으러 가기도 한 것이다. 1958년 9월, 배수구를 미나마타 강 하구로 변경한 시점에서 이 주변에서 고기잡이를 하던 사람들이 많이 발병한 것도 이러한 관계를 말해주고 있는 것이다. 물론 츠나기(津奈木), 이즈미(出水)에도 환자는 발생하고 있고 멀리 건너편 해안의 우시부카(牛深) 부근까지 생선이 죽어 떠오르고 있었다. 생선을 먹지 않았다고 단정하는 것은 당시의 사정을 너무나도 단편적으로 파악한 것이라고 할 수 있다.

또한 폐수 설비에 대해서도, 칫소는 1959년 9월이 되어야 겨우 침전지 를 만들어 거기에 일단 침전시킨 뒤 방수하는 것으로 하고, 또 1959년

12월에 싸이클레이터를 붙여서 수은을 제거하려 하였지만, 이것들이 효과가 없었다는 것은 앞에 서술한 대로이다. 1960년 6월에는 초산 풀(pool)에서 하치만(八幡) 풀, 침전지를 통하여 싸이클레이터, 햇켄(白間) 배수구로 폐수를 흘러나가게 하고 동년 8월에는 알데히드 정액 배출 회수공사 등을 완성하였다. 이것은 공장 폐수를 순환 사용할 목적인 것이었지만, 흘러넘치기 때문에 완전한 회수는 되지 않았고 폐수 순환방식으로서는 매우 불충분한 것이었다. 1966년 6월이 되어서 처음으로 완전순환 방식이 실시되었다. 즉, 칫소가 배출하는 수은은 적어도 아세트알데히드 제조가 정지되는 1968년 5월까지 완전히 제로가 되지는 않았다.

쿠마모토 대학 위생학 교실의 조사에 의하면, 미나마타 만 및 부근의 어패류 중의 수은량은 1965년까지는 1961년과 비교하여 현저한 감소를 나타내지 않고 때로는 눈에 띄게 고농도를 나타낸 적도 있었다. 또 미나마타 만의 모시조개 속의 수은은 1962년부터 1965년까지 20-40 ppm이었지만, 1966년 10월에는 츠키노우라(月ノ浦), 코이지지마(戀路島) 안쪽에서 오히려 80ppm으로 증가하고 있다. 1967년은 66년에 비하여 감소하여 묘진(明神)에서 10ppm 전후, 츠키노우라(月ノ浦)에서 26ppm 전후를 나타냈지만, 코이지지마(戀路島)에서는 50ppm부근을 나타낸 적도 있었다. 이 숫자는 1968년 3월경까지 계속된다. 이루카야마(入鹿山) 교수는 폐수 처리가 불안전하였다는 것은 미나마타 만 어패류 속의 수은이 어느 정도 감소한 후 그 이상으로 감소하지 않았다는 것과 때로는 다량의 수은, 특히 메틸수은을 포함하고 있는 어패류를 확인한 것으로 증명된다고 말하고, 그 원인으로서는 하치만(八幡) 풀에서의 누수와 싸이클레이터에 의한 유기수은제거 효과가 없었다는 것을 들고 있다. 여기에서 하치만(八幡) 풀에서의 누수를 이루카야마(入鹿山) 교수는 그 불완전 처리의 원인으로 들고 있지만, 누수 정도가 아니고 전술한 것과 같이 숨어서 수은을 함유한 폐수를 방출하고 있었던 것이다.

아주 최근의 위생학 교실의 데이터에서도 1961년에 18ppm의 모시조개가 검출되고 또한 어류에 있어서도 1968년 무렵까지는 털게, 성게 등이 기준보다 높은 수은치를 나타내고 있다.

1960년 종료설의 근거가 된 것의 하나로 당시 행해진 일제검진이 있다. 1960년 무렵 주민의 모발 속의 수은을 일제히 검사하였고(표 Ⅷ-3 참조), 그 모발수은을 단서로 주민의 일제검진을 실시하여 그 결과 세 명의 환자를 1960년 11월 4일에 인정하고 있다. "이 세 명의 환자는 모두 1960년 이전에 발병하였으나 신청하지 않은 사람으로 아주 경증이었다"고 기재되어 있으므로 이것으로 일단 미나마타병의 발생은 종결하였다고 간주했던 것이다. 그러나 나중에 서술하듯이, 미나마타병의 임상증상이라고 하는 것은 결코 고정되어 있지 않기 때문에 이 때 증상이 가벼웠던 사람이나 혹은 증상이 전혀 없었던 사람이라도 그 후 증상이 출현한 케이스도 있는 것이다. 그 후의 발병 내지 악화는 일체 고려하지 않은 1960년 종료설의 책임은 크다.

그 때의 일제검진은 앙케이트를 단서로 한 것이었지만, 그 실태를 나타내는 하나의 에피소드가 있다. 미나마타병 환자 M군(누나도 미나마타병으로 사망)의 부친은 실조성 보행과 언어의 불명료 등이 현저하였지만, 앙케이트를 바탕으로 방문하여 진찰한 의사가 '당신도 미나마타병에 걸릴 우려가 있다'고 본인에게 말했다고 한다. 즉 쓰러지든지 누워버린 상태가 아니면 미나마타병이 아니라고 한 것이다. 이것은 당시의 선정 기준을 나타내고 있다. M군의 부친은 1965년에 증상이 진행되어 서지도 못하게 되고 결국 사망하였지만 여전히 미나마타병으로 인정되지 않고 있다.

일제검진 뒤, 태아성 미나마타병 환자인 이사○○코는 1961년 7월 3일에 태어났다. 부친은 미장이지만 종가(宗家)는 어부로, 종가의 사촌형님의 모발 수은량은 1960년 말 당시로 51.5ppm으로 높았다는 것은 증명되어 있다. 환자아이 본인과 그 부모에 대해서는 물론 측정한 기록은 없다.

그녀는 꼼짝 못하고 누워 지내는 처지로 스스로 돌아눕지도 못한다. 손발은 변형되고 많은 임상증상이 태아성 미나마타병의 중증례와 그대로 일치하는 것이다. 그러나 이 아이도 1961년에 태어났다고 하는 것 때문에 한 번 보류되었다. 그 모친에게 지각장애와 시야협착 등 일정한 메틸수은의 영향이라고 생각되는 증상이 증명되었으므로 결국은 인정되었지만 그것은 10년 후인 1971년 4월의 일이다.

이사○○코 씨 집에서 미나마타 쪽으로, 같은 츠나기(津奈木) 부락에, 중증으로 누워 지내는 치쿠○하라 씨가 있다. 평생 어부였던 사람이지만 1956, 7년 무렵부터 손과 발과 언어에 문제가 생겼다. 1960년 당시는 그 증상이 그렇게 눈에 띄지 않았지만 그 후 하지의 운동장애가 점점 증강되어 하반신을 움직일 수 없게 되었다. 미나마타 시립병원 및 대학병원에 수차례 입원하여 정밀검사와 치료를 받았지만 증상은 악화되고 1965년경부터는 전혀 서지 못하게 되었다. 현재로는 소변은 그대로 흘리고 침대 주위, 손이 닿는 좁은 세계 속에서 혼자서 살고 있다. 부인도 내가 보기에는 메틸수은의 영향이 나타나고 있어 손발은 저리고 늘 근육이 씰룩 씰룩 경련을 일으켜 고통을 받고 있다. 그러나 이 부부는 부러울 정도로 금슬이 좋았다. 부인이 완전히 환자의 손발이 되고 있었다. 환자가 저리다고 밤중에 괴로워서 울 때, 부인도 일어나 밤새 환자의 저린 하반신을 쓰다듬으면서 같이 우는 것이다. 이 사람이 몇 번이고 신청하여도 인정되지 않았던 이유의 하나는 척수장애(하반신의 증상)가 너무 심하다는 것과 1965년 이후 점점 증상이 악화되었기 때문이라고 생각된다. 나도 처음 진찰했을 때 척수장애가 심했으므로 다른 병이 합병되어 있는 것은 아닐까 생각했다. 그러나 그렇다고 해도 척수장애만으로 설명이 되지 않는 여러 가지 증상(시야협착, 난청, 상지의 실조, 언어장애, 지각장애 등 모두를 갖추고 있다)이 있었으므로 아무리 보아도 미나마타병이라고 생각하지 않을 수 없었다. 이 사람도 1971년이 되어 겨우 인정되었다.

이와 같은 사람들이 소위 잠재성 미나마타병 혹은 신인정 환자라고 불리는 사람들이다. 그것은 나중에 또 언급하기로 하고, 초기의 미나마타병 개념은 1960년 이후 발병 내지는 진행에 대해서는 정말 고루하기 짝이 없는 것이었다.

미나마타병의 발병은 언제 끝났을까?

그럼 미나마타병의 발병은 언제 끝났을까? 우리들의 조사 결과로는, 1971년까지 증상이 나타났거나 악화되었다고 생각되는 예를 찾을 수 있었다. 이들의 예가 새로운 발병이라고 한다면 그것에 대하여 세 가지 관점이 가능하다. 하나는, 이전부터 가벼운 증상이 지속되고 있었던 사람이 노화현상이 더해져서 그것이 표면으로 나타났다는 관점이다. 또 하나는, 니이가타에서 문제가 되었듯이 한번 들어간 수은이 나중에 증상을 발병시키는 지발성 미나마타병의 관점이다. 또 다른 하나는, 새롭게 만성 미나마타병이 발병한 것이라고 생각하는 관점이다.

첫 번째 노화현상에 의한 증상 현저화 설에서는 최근 발병 내지 증상이 출현한 환자가 반드시 노령자만이 아니라는 것에서 전부를 설명할 수 없다. 지발성에 대해서는 니이가타와 달리 현재까지 어패류를 계속 먹고 있었으므로 지발성이라고 하는 개념에 해당되는지가 의문이다.

표 Ⅷ-2. 연도 및 연령별 증상발현자(명)

연령	1942	43	49	53	54	55	56	57	58	59	60	61	62	63	64	65	66	67	68	69	70	71
~39세	1	1	-	1	-	1	2	-	1	1	-	3	1	4	1	1	1	1	3	2	1	2
40~59	-	-	-	1	1	8	6	8	2	2	5	5	1	3	2	4	9	4	7	6	5	3
60~	-	1	1	1	2	4	4	2	2	3	7	6	2	5	2	7	13	3	4	3	5	1
(계) 미나마타병 또는그의증	1	2	1	3	3	13	12	10	5	6	12	14	4	12	5	12	23	8	14	11	11	6

* 10년 후의 미나마타병 연구반 『보고서』

더 나아가 새로운 만성 중독 발생의 가능성에 대해서도 생각하지 않으면 안 된다. 지금 우리들이 말할 수 있는 것은, 확실히 당초 미나마타에서 일어난 것과 같이 고양이의 미나마타병 발생은 일어나지 않고 있다. 또 어패류의 수은 함유량은 일본정부가 정한 기준(그 당시는 1ppm이었으나 현재는 0.4ppm – 역자주) 이하라는 것도 사실이다. 그러나 이러한 미량의 수은이라도 10년간 계속 먹어서 축적되면 어떻게 되는가는 지금의 우리들로서는 알 수 없다. 따라서 이후도 새롭게 발생할 가능성을 완전히 부정할 수 없는 것이다. 미나마타병의 실태를 될 수 있는 한 상세히 밝히기 위해서는 눈앞을 가로막고 있는 통설을 한번 깨부수지 않으면 안 되었던 것이다. 더구나 그 벽은 발생시기의 문제만이 아니었다.

B 발생지역의 확대

미나마타병의 예상을 넘는 확대는 시기의 문제만이 아니다. 현재, 미나마타병의 발생지역은 북쪽은 타노우라(田ノ浦)에서 남쪽은 고메노츠[米の津: 카고시마(鹿児島) 현 이즈미(出水) 시]에 이르고 있지만, 해안가의 한정된 지역이다(그림 Ⅷ-1 참조). 그러나 미나마타에서의 수은 오염 실태로 미루어 보면, 환자 발생지역도 더욱더 확대된다는 것은 명백하다. 쿠마모토 의대 미나마타병 연구반이 편집한『미나마타병』(소위 '빨간 표지의 책') 속에 다음과 같은 중요한 사실이 기재되어 있다.

"1959년 2-5월에는, 바다를 건너 시시지마(獅子島)에서, 헤구시(幣串), 카타가와(片側), 또한 고쇼노우라(御所浦)에서 고양이의 발병이 있고, 특히 인구 약 300명인 헤구시(幣串)부락에서는 약 20마리의 고양이가 바다에 뛰어들어 사망하였다."

고양이에게서 발병이 보이는 경우 사람도 미나마타병에 걸려 있다고 하는 것은 니이가타에서도 재확인되고 있다. 그 지역의 주민도 당연히

표 Ⅷ-3. 시라누이(不知火) 해 주변 주민의 모발 수은량(ppm)

지역	~1	1~10	10~50	50~100	100~150	150~200	200~300	300~	계(명)
미나마타 시*	7	31	100	49	11	1			199
츠나기(津奈木)*		12	61	23	4	2			102
유도(湯堂)*			14	9	1				24
아시키타(芦北)*		1	19	19	1				40
타노우라(田浦)*		6	15	11			1		33
류가타케(岳竜ヶ岳)	2	22	57	5		1			87
고쇼노우라(御所浦)	6	53	334	75	11	1		2(357 920)	482

지역	~20		20~50	50~100	100~200	200~300	300~	계(명)
고메노츠(米の津)*	185		117	105	37	5	1(624)	445
아쿠네(阿久根) 시	26		4	1	1		1(338)	33
타카오노(高尾野)	2		3	5				10
히가시쵸(東町)	18		32	23	2(142)			75
쿠마모토 시	4	18	9	0	0	0	0	0	31

주1 쿠마모토 현 위생연구소 자료와 카고시마(鹿児島) 현 위생시험소 자료
　2 측정은 1960년 11월부터 1961년 초에 실시하였다.
　3 *표는 환자가 이미 발견되어 있는 곳

수은에 오염되어 있었다. 표 Ⅷ-3은 1960년 말부터 1961년 초반에 걸쳐 카고시마(鹿児島) 현과 쿠마모토 현의 위생시험소가 조사한 주민의 모발 수은량이다. 이것에 의하면, 일단 1960-1년의 오염의 절정기는 지났다고 생각되는 시기에 측정되었다는 사정도 있지만, 미나마타보다 오히려 류가타케(竜ヶ岳), 고쇼노우라(御所浦) 쪽에 모발 수은량이 높은 사람이 확인 되고 있고 더욱이 그것은 고메노츠(米の津), 아쿠네(阿久根), 히가시쵸[東町: 나가시마(長島)]에 이르고 있다. 이것은 전 주민 중 아주 일부 사람의 모발 수은량이지만, 당시 이들 지역에도 매우 높은 모발 수은량을 보인 주민이 있었다는 것을 보여주고 있다. 그러나 이들 모발 수은량의 개인표는 아주 최근까지 공표되지 않고 있으며 그 뒤 그 사람들이 어떻게 되었는지의 조사도 일절 하지 않고 있다. 도대체 누구의 모발 수은량이 얼마였는지 알지도 못한 채 끝나고 말았다. 우리들이 모발 수은량이 높았던 사람

몇 명을 추적하였는데 대부분의 사람이 병명이 불명인 채 이미 사망하였다. 방치된 십여 년이라고 하는 세월은 이 사람들로서는 너무 길었던 것이다.

또한, 우리들 자신이 현지에 가서 확인한 결과에 의해서도 환자는 드러나고 있다. 우리들이 주민의 불안감을 자극하지 않도록 말 그대로 몸을 숨겨가면서 학생들의 협력으로 고쇼노우라(御所浦)와 류가타케(竜ヶ岳)에 찾아갔다. 이들 환자의 일부는 현재 인정신청을 하고 있으므로 언젠가는 명백해 질 것이다.

또한, 쿠마모토 대학의 제2차 연구반이 조사한 결과, 79명의 의중 환자가 고쇼노우라(御所浦) 아라구치(風口)에서 선정되었다. 이러한 사실로부터 미나마타병 환자는 통설로 되어 있는 한정된 지역만이 아니라 기타 지역에서도 존재한다는 것은 오늘날 입증되었다고 할 수 있다.

또한, 그림 Ⅷ-1을 보자. 미나마타 시에서 야마노선(山野線)이라고 하는 재래선이 쿠기노(久木野), 오오쿠치(大口) 쪽으로 뻗어 있다. 이 열차로 생선 행상인들은 아침 일찍부터 미나마타에서 잡은 신선한 어류를 매일 운반해오는 것이다. 그것을 먹은 사람들이 현재 어떤 영향도 없는지 염려되지만 이 지역은 아마쿠사(天草)보다 훨씬 자료가 빈약하다. 미나마타의 마루시마(丸島) 항에서 이 재래선 지역에의 행상 중계지점이었던 모 역전의 작은 가게를 하는 사람이 미나마타병과 비슷한 증상으로 미쳐 죽었다고 한다. 생선을 좋아하는 이 사람이 미나마타병에 걸렸을 가능성이 매우 높다고 할 수 있지만 지금 확인할 길이 없다. 이 연안지역에도 숨겨진 미나마타병 환자가 있는 것으로 추정되는 것이다. 니이가타에서는 생선 행상인의 족적을 추적하는 것으로 새로운 환자를 발굴하였던 것이지만, 쿠마모토에서는 유감스럽게도 아직 거기까지 이르지 못했다.

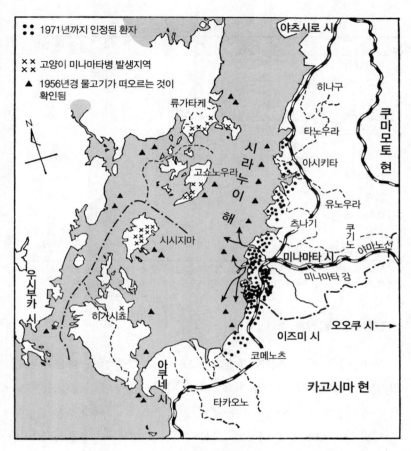

그림 Ⅷ-1. 시라누이(不知火) 해 주변과 환자발생 및 오염상태

C. 미나마타병의 임상증상

미나마타병의 실태를 밝혀가는 속에서 깨부수지 않으면 안 되는 통설은 발생 시기와 발생 지역의 문제만이 아니었다. 최대 문제는 임상증상이다. 다시 말하자면, 그것은 미나마타병의 진단기준(의학적인 개념)의 문제이다. 여기에서 우리들이 종래 미나마타병의 임상증상으로서 보아 온 것에 대하여 조금 언급해 보고자 한다.

증상		발현 빈도(%)
시야협착		100.0
지각장애	표재	100.0
	심부	100.0
운동실조	연속 길항운동 불능증**	93.5
	글씨 쓰기 장애	93.5
	단추 채우기 장애	93.5
	손가락·손가락·손가락-코 테스트 이상	80.6
언어장애		88.2
청력장애		85.3
보행장애		82.4
진전		75.8
가벼운 정신장애		70.6

* 쿠마모토 대학 연구반 편, 『미나마타병 - 유기수은 중독에 관한 연구』, 토쿠오미(德臣) 논문
** 빠른 교대 운동을 잘하지 못하는 것으로 협조운동장애의 한 형태 – 역자 주

전형적인 임상증상

임상증상은 연구 초기에 토쿠오미(德臣) 교수 등에 의해 다음과 같이 정리되었다(표 Ⅷ-4 참조). 즉 지각장애, 소뇌증상(실조, 협조운동장애), 청력장애, 시야협착, 언어장애, 떨리는 증상 등이 거의 100%에 가까운 출현율을 나타낸다. 이와 같은 임상적 특징은 미나마타병이 메틸수은 중독이라는 원인 규명의 단서가 되었다는 점에서 높이 평가된다. 원인 규명 과정에서 여러 가지 반론을 생각할 수 있는 정황 속에서는 엄격하게 전형적인 예를 모아두는 쪽이 유리하였다. 그러나 이와 같은 임상증상의 특징을 볼 때, 이와 같이 모든 증상을 갖추고 있는 특징적인 질병은 그 외에 그렇게 많지 않다.

뇌의 병리 소견에 있어서도 매우 특징적인 병변을 확인할 수 있다(그림 Ⅷ-2). 즉, 미나마타병 중추신경장애의 특징 중 하나는 대뇌피질의 선택적 장애였다. 후두엽 새 발톱 구역(시각 중추), 중심 회 영역(운동 및 지각 중추)

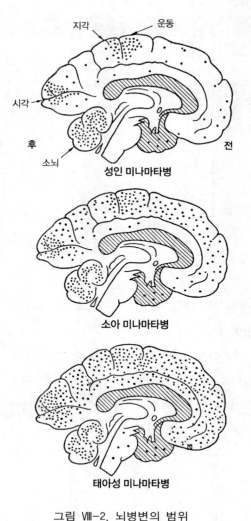

및 측두엽 횡 측두 회 영역(청각 중추) 등의 장애가 강하다. 또 하나의 큰 특징은 소뇌 피질의 장애이다. 다시 말하면, 소뇌피질에 있는 과립세포가 특징적으로 탈락 위축해 버리고 풀킨예 세포(Purkinje's cell)라고 불리는 대형 세포가 남는다. 이와 같은 장애는 메틸수은에 의한 장애에서 매우 특징적이다. 그리고 이 두 가지 큰 특징에 말초신경장애가 추가된다.

태아성 미나마타병에 대해서도 그 임상증상은 공통적이고 획일적이다. 즉 1962년 나의 조사에 의하면 지각장애, 원시반사, 소뇌증상, 추체외로증상, 언어(구음)장애, 발작성 증상, 사시, 침 흘림, 수족의 변형, 발육장애 등의 장애가 80% 이상의 높은 비율을 나타내고 있었다 (표 Ⅷ-5). 이와 같이 중증의

지각
운동
시각
후
전
소뇌
성인 미나마타병

소아 미나마타병

태아성 미나마타병

그림 Ⅷ-2. 뇌병변의 범위

* 쿠마모토 대학 연구반편, 『미나마타병-유기수은 중독에 관한 연구』. 타케우치(武內) 논문

증상을 똑같이 갖추고 있는 사례만이 모아졌다는 것은 태아성 환자도 마찬가지였다. 앞에서도 서술하였듯이, 나 자신 이들 환자의 증상이 매우

증상	건수 (출현 빈도; %)	
지능장애	17	(100)
원시반사	17	(100)
소뇌증상	17	(100)
운동과다증·과소운동증 추체외로	16	(94)
언어장애	17	(100)
발작성 증상	14	(82)
사시	14	(82)
병적 반사	12	(70)
침 흘림	16	(94)
사지변형	17	(100)
발육장애	17	(100)

* 하라다 마사즈미(原田正純) 작성. 전체 미나마타병 환자(n=17)

공통적이라는 것을 가지고 동일 원인에 의한 동일 질환이라고 결론짓는 근거로 삼았던 것에서도 명백하다.

이와 같이 임상증상과 그 병리학적 소견이 완전히 공통적이라는 것을 보면 1956년에서 1961, 2년경에 걸쳐 미나마타병이라고 인정된 이들 환자는 증상이 매우 잘 갖추어져 있는 중증인 사람이라는 것이 명백한 것이다.

증상의 변화

시간의 경과와 함께 증상에도 여러 가지 변화가 확인되었다. 전체적으로 보아 가벼워진 사람도 있고 악화된 사람도 있다. 또한 개인이 갖고 있는 각각의 증상도 어떤 증상은 진행되고 어떤 증상은 가벼워진다. 그 결과 증상은 극히 비전형화 되어 간다. 그렇다면, 그 정도로 전형적이라고 확인된 예마저도 시간의 경과 속에서 다양하게 변화하고, 비전형적으로 되어 가기 때문에 당연히 처음부터 비전형적인 미나마타병이 있을 수 있는 것이다.

그러나 그와 같이 임상적으로 경증 예와 불완전형(증상이 갖추어져 있지 않는 사람)의 실태를 밝힌 보고는 극히 적다.

타케우치(武內) 교수가 후쿠로(袋) 중학교의 학생들에게 발육과 운동기능의 장애가 보이는 것에 착안하여 그런 장애와 미나마타병간의 관계를 고찰하였다. 또, 우리들이 다발 지역의 아동을 중심으로 일제검진을 1962년에 실시하여 태아성 미나마타병 환자의 모친 11명과, 같은 지역, 같은 시기에 건강아를 분만한 모친 2명에게서 일정한 신경증상을 찾아내고 그것이 미나마타병의 불완전형이라고 진단하였다. 그리고 태아성 미나마타병 발생 시기라고 생각되는 1953년부터 1959년 사이에 3건의 미나마타병 불완전형과 그 전후의 해에 태어난 어린이에게서 29.1%라는 높은 비율의 정신박약을 확인하였다. 이것들에서 불완전형 미나마타병을 겨우 엿볼 수 있다. 그러나 당시 우리들은 이 높은 비율의 정신박약을 다음과 같이 생각하였다. "이것은 이 작은 부락이 지리적으로도 주위에서 약간 단절된 상태에 있다는 것과 사람들이 메마른 토지에서 가난한 생활을 몇 년이나 계속하고 게다가 그 토지를 떠나서 살 능력도 없는 상황과 어떤 관계가 있을 것이다." 즉 미나마타병보다는 지역적이고 체질적인 것이라고 생각했던 것이다. 그러나 앞에서 서술한 것같이, 증상의 변화과정에서 신경증상이 가벼워짐에 따라 일반적인 정신박약과 구별이 되지 않게 증상이 변했다는 것을 확인할 수 있으므로 이와 같은 사고방식은 정정되지 않으면 안 된다. 태아성 미나마타병 중에서 정도가 가벼운 사람에서는 처음부터 신경증상이 눈에 띄지 않고 불완전형으로서 정신박약의 출현을 생각할 수 있는 것이다.

원인 규명 부분에서 서술해 온 것과 같이, 미나마타병의 전형적인 증상은 헌터-럿셀 증후군과 일치되었다. 이것이 미나마타병의 원인이 메틸수은이라고 밝히는 결정적 증거가 된 것이지만, 이 때문에 반대로 미나마타병이 헌터-럿셀 증후군 그 자체인 것처럼 받아들여진 것이다. 확실히 헌터-럿셀 증후군이야말로 미나마타병의 중요한 증상이라는 것에 이론은 없다. 그러나 헌트-럿셀 증후군 증례는 공장에서 메틸수은 취급 도중에 흡입 또는 정기적으로 섭취하여 일어난 노동자의 직접 중독이었다. 그것에 비해 미나마타병의 경우는 광범한 환경오염 결과, 먹이사슬을 통하여 일어난 메틸수은 중독이고, 그 피해는 태아에서 노인에 걸쳐 광범위하게 미친 중독사건이다. 따라서 헌터-럿셀 증후군의 예와는 비교가 되지 않을 정도로 개체가 갖는 조건에 의한 차이는 크다. 이것을 고려하면 당연히 미나마타병의 개념은 헌터-럿셀 증후군을 중심으로 한 좁은 개념으로는 도저히 파악할 수 없는 것이다.

내친 김에 말하자면, 공장 노동자의 직업병으로부터 공해병인 미나마타병 규명의 실마리가 찾아졌다고 하는 것은 실은 중요한 의미를 갖고 있다. 즉 많은 경우, 새로운 물질에 의한 중독은 처음에는 과학자 혹은 기술자에게 일어나고, 나아가 생산 과정에서 노동자에게 직업병으로 생기며 더 나아가서 지역주민에게 공해로서 확대되는 패턴을 가지고 있다. 오늘날 문제가 되고 있는 PCB가 20여 년 전에 직업병으로서 문제가 되었던 것을 생각하여도 직업병 문제를 보편적으로 활용하지 못한 의학의 큰 결함을 보여주고 있다고 할 수 있다.

니이가타의 경험에서 배우다

　불완전형 미나마타병이 존재할 수 있다는 것을 계속 염두에 둔 채 미나마타병의 실태를 밝힐 목적으로 우리들은 작은 힘을 모으기로 하고, 환자의 집을 한 집 한 집 돌아다니면서 가능한 한 데이터를 모으기 시작하였다. 그러나 정직하게 말하면 우리들은 실은 당황하고 있었다. 이 지역에는 여러 가지 증상을 가진 환자들이 다수 있어서 어디까지가 메틸수은에 의한 장애라고 판정하면 좋을지 자신이 없었다. 그래서 우리들은 어쨌든 니이가타에 가야 된다고 결론지었다.

아가노 강(阿賀野川)의 근처에서

　1971년 1월(너무나도 늦었다고 할 수 있지만), 우리들은 니이가타에 가서 눗타리(沼垂) 진료소의 사이토(斎藤) 소장과 니이가타 대학 신경내과의 히로타(広田) 선생님의 안내로 환자들의 집을 돌아다녔다.

　풍부한 물로 가득 찬 넓은 아가노 강(阿賀野川) 부근에 섰을 때 여러 가지 생각들이 머릿속을 스치고 지나갔다. 그 강의 풍요로움은 미나마타만의 풍요로움에 필적하는 것이었다. 우리 쿠마모토 사람은 민물고기라는 것은 1년에 몇 번밖에 먹지 않으므로 와서 보기 전까지는 좀처럼 실감이 나지 않았지만, 이곳의 어부는 아가노 강(阿賀野川)에 그 생활을 의존하고 있었다. 그것은 미나마타지역의 어부들이 미나마타 만에 의존하고 있는 것과 정말 똑같았다. 강이 가져다 준 산물은 선조 대대로 쭉 이어져 내려온 소중한 유산이었을 것이다. 생선의 종류도 어룽치, 광어, 붕어, 잉어, 장어, 뱀장어로 아주 풍부하고 사람들이 먹는 양도 결코 미나마타에 뒤지지 않는다. 그들의 식생활이 생선을 빼고서는 생각할 수 없었던 것도 미나마타와 같았다.

나는 중증의 환자들 몇 사람을 진찰해 보고 이는 쿠마모토의 미나마타병과 동일하다는 강한 확신을 가지게 되었으며, 이틀째에는 소위 경증이라고 불리는 사람들을 진찰하였다. 그 결과, 미나마타에서는 종래 경증과 불완전형은 완전히 제외되어 왔다고 하는 확신을 갖게 되었다.

쿠마모토와의 차이는 어디에서 오는가?

니이가타에서는 꼼꼼하고 자세하게 진찰하여 그 증상을 파악하고 있었다. 환자의 호소를 소중히 생각하고 그 속에서 하나하나의 증상을 확인하고 있는 것이다. 또한 중독은 전신성이라는 입장에서 다른 합병증이 있다고 해서 미나마타병이 아니라고 판정하지 않았다. 나는 여기에서 반신마비가 있는 환자와 당뇨병과 간질환, 결핵 등을 가진 채 미나마타병이라고 인정된 환자들을 보았던 것이다. 나중에 반신마비의 환자에 대하여 츠바키(椿) 교수에게 물었더니, "그 반신마비가 메틸수은 중독 때문인지 아닌지는 지금 당장 결론은 나지 않는다. 그러나 그 반신마비만으로 도저히 설명을 할 수 없는 다른 증상, 예를 들면 말초신경의 지각장애, 운동실조 및 시야협착은 역시 미나마타병 때문이라고 판단하였다"라고 하셨다(쿠마모토에서는 미나마타병에는 반신마비가 없다고 하여 이들 증상을 가진 환자들은 모두 미나마타병이 아니라고 판정하였다). 미나마타병의 증상이 악화되고 있다는 것도 여기서의 장기에 걸친 추적조사 결과 확인되었다.

또한 신경학의 전문가가 아닌 나의 증상 평가 방법에 대해서도 신경내과의 스텝이 같이 환자를 진찰하면서 비교하고 확인해 갔다. 밤에는 일제검진의 방법과 규모에 대하여 설명을 듣고 니이가타와 쿠마모토의 임상 증상의 차이는 어디까지 세밀하게 환자를 선정했는지의 차이에 의한 것이라는 것을 깨닫게 되었다. 다행히도 마침 제2차 일제검진의 정밀검사가 니이가타 대학에서 실시되고 있었으므로 거기에도 참가할 수 있었다.

여담이지만, 마침 그 날 니이가타의 미나마타병 재판이 열리고 있어 그것을 방청할 기회가 있었다. 이날의 증인은 일본화학공업협회(日化協)의 오오시마(大島) 이사(예의 폭약설 주창자)였다. 내용은 타미야(田宮) 위원회에 관한 것으로, 쿠마모토 대학이 수은을 추적하고 있던 1959년에 오오시마 이사 등이 칫소의 의뢰를 받아, 쿠마모토의 수은 연구를 어떻게 슬쩍 없애버리려고 중앙의 학자를 모아서 타미야(田宮) 위원회를 만든 사정을 밝히는 증언이었다. 우이 준(宇井純) 씨 등의 책에서 그 일은 알고 있었지만 실제로 육성으로 듣게 되니 큰 충격이었다.

니이가타를 떠나 돌아오는 기차 속에서 생각은 저 시라누이(不知火) 해로 날아가고 있었다. 니이가타 수준까지 철저하게 환자를 발굴하였다면 쿠마모토의 환자의 수는 어느 정도가 될지 전혀 상상조차 할 수 없었다. 이런 참을 수 없는 기분은 어떻게 할 수가 없었다.

내가 돌아올 때 츠바키(椿) 교수는 미국의 컬랜드(Leonard Kurland) 씨의 편지에 대해서 말해주었다. 그 편지는 "수은 오염은 지금 세계에서 중대한 문제로 대두되었다. 이 때문에 각국이 모두 연구를 계속하고 있지만 모두 동물실험의 범위이고, 어느 정도 수은이 축적되면 인체에 영향이 나타나는지 아직 충분한 결과를 얻지 못하고 있다. 인간이 유기수은 중독에 걸린 것은 세계에서 미나마타와 니이가타뿐이다. 미나마타와 니이가타의 유기수은 중독 사건의 연구는 세계적으로 귀중한 자료이므로 철저한 조사와 연구를 하기 바란다. 그러기 위해서 필요한 비용은 미국에서 대도록 노력하겠다"는 내용이었다.

츠바키(椿) 교수는 나에게 "쿠마모토에서도 해보지 않겠어요?"라고 물었지만, 쿠마모토가 놓인 여러 가지 사정을 생각하여 "네, 해보겠습니다"라고 선뜻 말할 수가 없었다. 그 일도 나를 점점 암울하고 참을 수 없는 기분으로 만들었다.

니이가타에서의 환자 발굴 방법

앞서 미나마타와 니이가타의 차이는 환자 선정 방법의 차이라는 것을 설명하였다. 따라서 여기에서 그 방법을 조금 언급하지 않으면 안 된다. 니이가타에서는, 1965년 6월에 한 사람 한 사람 면접에 의한 앙케이트를 실시하여 먹은 민물고기의 양과 유증상자를 체크하고 동시에 다발지역 412가구, 2,813명과 그 주변 부락 3,879가구, 19,882명 및 그것보다도 상류의 22,315명의 모발 수은량을 측정하고, 모발 수은량과 어류 섭취, 증상 등을 조합하여 검진을 진행하였다. 물론, 처음에는 헌터-럿셀의 증상을 중시한 것은 말할 필요도 없다.

그 간의 사정에 대해서 츠바키(椿) 교수는 나중에 다음과 같이 말하고 있다. "유기수은 중독 증상은 헌터-럿셀 증후군으로 알려져 있다. 우리들은 당초 이와 같은 전형적 예를 목표로 하여 환자의 발견에 힘썼다. 그러나 역학적 조사에 의해 수집된 환자로 의심이 가는 사람은 반드시 모든 증상을 갖추고 있는 것이 아니었다. 만성 중독인 경우 아주 경미한 증상의 사람부터 중증 예까지 존재하는 것이다. 이와 같은 경증 예는 종래의 보고에서는 반드시 중독증으로 취급되고 있지는 않았지만, 우리들은 본 증의 진단에 새로운 개념을 넣어야만 한다고 생각하여 아래 기술한 진단 근거에 의해 진단을 하였다."

즉, 면밀한 역학조사 속에서 하나의 진단기준을 확립해 갔던 것이다. 헌터-럿셀 증후군이 완전히 갖추어져 있지 않더라도, 2개 이상의 증상이 있는 사람은 모발 수은량이 50ppm이상이면 미나마타병이라고 진단되었다. 즉, 모발 수은량이 높으면서 지각장애가 있고, 언어장애 혹은 운동실조 중 어느 한 가지의 증상이 조합된 사람은 미나마타병이라고 진단되었다. 또한 미나마타병이라고 진단할 수 없는 사람이라도 '요관찰자' 또는 '수은 노출자'라는 것을 만들어 계속 추적하였다. 또 50ppm이상의 부인에 대해서는 임신을 제한하고 인공영양으로 대체할 것을 권고하였다(그 결과, 니이가타에서는 태아성 미나마타병은 한 사람으로 멈추게 할 수 있었다). 또 모발 수은량이 높고 임상적으로 지각장애만 있는 사람이라도 가족 내 발병 등이 있으면 미나마타병이라고 진단했다.

요관찰자와 수은 노출자는 연 3회 정기 검진에 의해 더욱 더 장기간 추적하였다. 그 결과, 1967년경부터 이 사람들 중에 시야협착과 운동실조

표 Ⅷ-6. 니이가타 미나마타병의 임상증상의 출현 빈도(%)

증상	1966년[1] n=26	1968년[2] n=30	1971년[3] n=47
지각장애	91	93	96
청력장애	74	63	69
소뇌실조	32	65	74
시야협착	36	37	76
심부 반사 감소	5	41	51
심부 반사 항진	10	7	9
병적 반사	15	14	18
추체외로증상	15	15	12
정신증상	26	13	39

[1] 츠바키 타다오(椿忠雄),『내과』21권, 871쪽, 1968년
[2] 츠바키 타다오(椿忠雄),『신경연구의 진보』13권, 85쪽, 1968년
[3] 니이가타 대학 신경내과 시라카와 켄이치(白川健一)와 히로타 코이치(広田紘一)의 자료 (미발표), 1971년

가 출현하는 예를 볼 수 있게 되었다. 이것이 소위 니이가타의 지발성 미나마타병이다. 따라서 앞에서 역학적 사항과 모발 수은량에 의해 지각 장애만 있는 사람도 미나마타병으로 한 것이 옳았다는 것이 후에 실증되었던 것이다.

이렇게 '지발성 환자'를 찾아내는데 이르러, 니이가타에서는 다시 한 번 1965년 6월의 47,000명의 앙케이트의 속에서 18,000명을 더 추출하여 3,500명을 1차 검진하고 111명을 정밀검사를 위해 남겨두었다. 이것이 마침 내가 갔을 때 실시되고 있던 제2차 일제검진이었다. 이와 같이 니이가타에 있어서는 면밀한 일제검진과 증상 추적이 이루어진 반면 쿠마모토에서는 중증 환자만을 선정하는 등 방법의 차이가 있었다. 그 결과가 니이가타 미나마타병과 쿠마모토 미나마타병의 임상적인 병리적 형태의 차이로 나타났다고 말할 수밖에 없다.

쿠마모토가 안고 있던 곤란

이와 같은 방법론의 차이가 어떻게 하여 생겼을까? 한 가지는 니이가타의 경우 제2의 미나마타병이었기 때문에 쿠마모토의 연구성과 위에서 연구를 진행하기 쉬웠다는 사실을 무시할 수 없다. 또 한 가지는 그 규모가 쿠마모토에 비하여 적었다는 것이다. 따라서 니이가타와 쿠마모토를 그대로 비교한다는 것은 쿠마모토로서는 조금 불공평한 느낌도 든다. 그러나 어떠한 사정이 있었다고 해도 그것이 방치된 환자에 대한 변명이 되지는 않는다.

또한 쿠마모토에 있어서는 원인규명이 지상명령이었다. 지금까지도 자주 서술해 왔듯이 원인을 알지 못하는 한 대책을 세우지 않는 행정, 책임을 지려고 하지 않는 기업, 그에 대항해야만 하는 쿠마모토 대학 연구반은 어쨌든 원인을 규명하는 데 전력을 기울이지 않으면 안 되었다.

그 결과 역학적인 견지, 즉, 오염된 주민이 어떠한 건강 파괴를 가져오게 되었는지에 대한 실태를 밝히는 입장을 방기해 버렸다. 그리고 그 후 미나마타병 심사협의회가 미나마타병의 진단을 독점하여 인정신청제도가 확립되어 버렸다. 그것이 환자를 배척하여 이렇게 광범한 미나마타병의 실태를 무시하게 되었던 것이다.

또한 잊어서는 안 되는 한 가지 사실은 환자 측의 자세에도 문제가 있었다는 것이다. 환자들은 칫소가 지배하는 미나마타에서 될 수 있는 한 병을 숨기려 하였다. 예를 들면 1970, 1년에조차도 우리들은 진찰을 거부하고 신청을 거부하는 사람들을 자주 만날 수 있었다. 그 이유는 "칫소가 없으면 미나마타는 성립할 수 없다. 칫소를 망하게 해서는 안 된다"라는 것이었다. 또한 "딸이 있어서, 혼담에 지장이 된다"라든가, "생선을 팔 수 없게 되면 어협 조합원 모두에게 미안하다"라든가 "다른 사람에게서 돈을 노리고 신청했다는 말을 들으면 분하다" 등 이유는 여러 가지였다.

연구실에 있는 사람으로서 우리는 이와 같은 현실이 처음에는 전혀 이해되지 않았다. 환자들은 "칫소가 기울면 미나마타도 기운다"라고 한다. 그러나 이 사람들은 도대체 칫소가 무엇을 해주었다고 하는 것일까. 적어도 어부들로서는 전혀 플러스가 되는 것이 없었다. 생선은 잡을 수 없게 되고 어장은 빼앗기고 게다가 육친과 스스로의 몸까지 멍들었는데도 불구하고 그들은 칫소가 없으면 자신들은 살아갈 수 없다고 하는 것이다. 에도(江戸)시대, 백성들이 매년 공물을 바치고 자신들은 죽으로 연명하면서도, "역시 성주님이 있어서 우리들은 이렇게 백성으로 살 수 있다"고 했던 것과 어떤 차이가 있는 것일까? 그러나 우리들은 그 일에 대해 웃을 수 없었다. 우리들 마음속에도 그와 같은 의식 구조가 전혀 없다고 누가 단정적으로 말할 수 있을까.

이런 경우도 있었다. 어떤 환자의 집에서, 나는 참다못해 왜 이렇게 심한 데도 10년이나 내버려 두었는지 그 부인에게 물었다. 그 부인은 바닥에 머리를 조아리며 "제가 나빴습니다. 미안합니다"라고 사과하는 것이다. 한참이 지난 후에 그 의미를 알았다. 그것은 1959, 60년경 당시 인정된 환자들에 대하여, 그 부인은 "미나마타병으로 진단받아 좋겠네. 누워만 있어도 돈을 받을 수 있잖아"라는 등 일부러 남을 괴롭히는 말을 하여 환자가족을 울렸던 것이다. 이전의 가해자였던 사람이 지금 거꾸로 피해자가 되었다. 왠지 슬픈 현대판 심술쟁이 할머니 이야기 같다.

또 다른 곳에서는 방치된 채로 지낸 10여 년 동안 의학에 대한 씻을 수 없는 불신을 갖게 된 환자들에게서, "대학의 의사는 우리를 실험 재료로 하니까 싫다", "치료는 해주지도 않는다", "진찰만 하고, 늘 아무것도 알려주지 않는다" 등의 이유로 진찰을 거부당하기도 했다. 그러나 카와모토(川本) 씨를 비롯하여 많은 시민이 사전에 수차례 방문하여 어떻게든 진찰 받도록 설득시키고 나서부터는 진찰을 거부하는 경우는 비교적 적었다. 오히려 스스로 희망하여 오는 사람도 생기게 되었다.

IX. 숨겨진 미나마타병

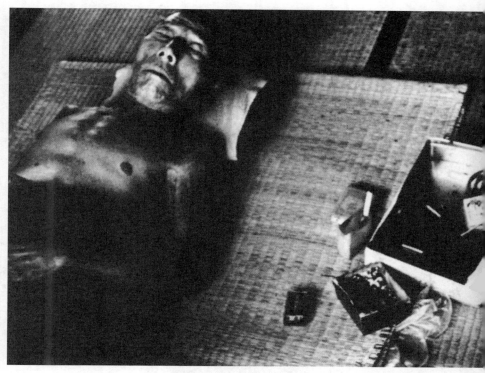

발병은 1956-7년. 10년 이상이나 누워 지내는 채로 방치되었다.

숨겨진 미나마타병을 찾아서

새로운 환자가 연이어 발견되다

다시 환자를 발굴하기 시작하니까, 가는 집, 방문하는 집마다 다수의
환자가 있었다. 게다가 다발지역인 유도(湯堂), 모도(茂道), 츠키노우라(月ノ
浦)의 한가운데서 나는 놀랄 정도의 중증의 예를 자주 발견하였다. 경증
예, 불완전형 예, 비전형예 정도가 아니라 중증인 전형 예도 다수 있었다.
실로 '숨겨진 미나마타병'이었다.

환자 A씨는 1956, 7년경부터 수족이 저리고 입이 잘 움직이지 않았는
데, 그것이 점점 진행하여 1961년 어느 날 아침, 돌연히 넘어진 이래
그대로 누어서 지내게 되었다. 현재 언어장애, 침 흘리기, 시야협착, 협조
운동장애, 수족 변형 등 미나마타병의 모든 특징을 갖추고 있다. 가족은
뇌졸중이라고 말하지만 "정말로 그렇게 생각합니까?"라고 다시 물으니,
부인은 참고 있다가 한순간 봇물 터지듯이 울음을 터뜨렸다. 자신은 미나
마타병이라고 생각하지만, 그러나 어디 가서 진찰해도 뇌졸중이라고 하
니까 체념하고 있었다는 것이다. 십여 년간이나 이런 상태로 누워 있었다
고 생각하니 정말 놀라 자빠질 지경이었다.

어떤 인정 환자의 부친도 누워서만 지내고 있다. 일어날 수 없는 것은

운동실조에 의한 것이다. 시력도 거의 없다. 들은 바에 의하면, 점점 시야가 좁아져서 마침내는 보이지 않게 되었다고 한다. 고도의 시야협착이라고 생각된다. 말은 거의 알아듣지 못한다. 지능장애가 심하여 이야기를 걸어도 와, 와 하고 우는 소리만 낸다(강박 울음).

말을 전혀 이해하지 못하므로 지각검사 등을 할 수 없지만, 담뱃불로 손을 지지고 있는 것 등을 보면 지각장애도 있다. 인정된 환자의 가족만이라도 다시 검토해 보았다면 이 같은 사람은 벌써 찾아냈을 텐데(그래도 주에 1회씩 의사의 왕진을 받고 있던 것이다). 방구석에 우두커니 할머니가 앉아 있다. 내가 대학의 의사라고 하니까 겁을 먹고 주뼛주뼛하며 머리를 숙이기만 한다. "할아버지는 미나마타병이라고 생각되니 신청해 보세요"라고 해도, 물론 그 신청 방법도 모르는 것이다. 겨우 입을 연 할머니의 말이 어찌나 불명료한지. "저, 할머니도 좀 이상해요"라며 진찰해 보니 역시 미나마타병의 증상을 모두 갖추고 있었다.

이 지역은 어느 집에 들어가 봐도 그 같은 환자들이 있는 것이다. 사정이 이러하니 우리들을 보고 "저 의사는 이거나 저거나 다 미나마타병이라 한다"고 하는 사람들도 있다. 어떤 때는 투서가 날아온다. "환자에게 속고 있다. 좀 더 확실하게 보지 않으면 아무나 다 미나마타병이 되어버린다"라고 쓰여 있다. 그러나 그러한 비판과 중상은 개의치 않았다. 이와 같은 경로로 하여 신청하거나 청구한 사람들 중에서 사망한 사람이 몇 명 있었는데 부검 결과는 모두 우리들의 임상증상을 뒷받침하고 있었다. 그러므로 그런 점에 대하여는 우리들은 확신을 가지고 있었고 니이가타 대학 신경내과의 츠바키(椿) 교수와 시라카와(白川) 조수(전임강사에 해당 - 역자주) 등과 미나마타의 환자를 같이 진찰하며 적어도 스스로에게는 엄격하게 하고 있었기 때문이다. 그보다 나는 이와 같은 상황을 처음에는 이해할 수 없었다. 도대체 미나마타라고 하는 곳은 어떻게 된 곳일까. 이 사람들은 결코 잠재성 미나마타병이라든가 불완전 미나마타병이라든가 등의 경중에 해당되는 사람들이 아니었다. 그와 같은 의학적인 개념은 전혀 해당되지 않고 실로 사회적으로 '숨어있는' 또는 '숨겨졌던' 미나마타병이었다.

방치된 많은 환자에게서 공통적으로 볼 수 있는 것은 거의가 1960년 이후의 증상 악화 내지는 발병이다. 또한 뇌졸중 발작 형태의 급격한 증상 악화 등도 그 속에 포함되어 있다. 그것은 그 후 미나마타에서의 실태를 추적하려고 하지 않고 방치한 행정과 미나마타병은 1960년에 끝났다고 하며 추적을 하지 않았던 우리들 의사의 책임이 큰 것이다.

이와 같은, 숨길 수 없는 여러 가지 사실에 대해서도 쿠마모토 현은 일체 아무것도 하려고 하지 않고 높아진 주민의 일제검진 요구도 받아들이지 않았다. 그러한 요구는 사와다(沢田) 씨가 지사가 된 1971년까지 철저하게 무시되었다.

소극적인 현의 자세

1969년의 현의회의 의사록을 여기에 발췌한다. 그 의사록 속에서 현의 당시의 자세를 알 수 있다고 생각한다.

1969년 쿠마모토 현 의회 6월 정례회의 의사록. 위생부장 답변

불현성 미나마타병의 일로 심려를 끼쳐드리고 있습니다. 전문적인 내용이긴 하지만 말씀드리겠습니다. 대개 식중독에 있어서는 현성인 것과 불현성인 것이 있습니다. 현성이라고 하면 증상이 나타나는 것입니다. 불현성이라고 하는 것은 나타나지 않은 것입니다. 더 나아가 또, 결핵의 예로 들어보면, 일본인을 부검하여 보면 정확한 숫자는 알 수 없습니다만, 약 90% 가까이는 체내에 결핵의 병변이 있습니다. 그러나 그 사람은 생전에 반드시 결핵의 증상을 나타냈었는가 하면, 그렇지 않습니다. 체내에 있는 것은 즉 병변이며, 체외로 나타나는 현성인 것, 즉 이것이 병입니다. 그러니까 병리적으로 변화가 있었다고 하여, 반드시 환자는 아닌 것입니다.

○○선생님(앞에 서술한 타케우치(武內) 교수가 불현성 미나마타병이라 한 노 의사 - 필자주)은 제가 미나마타에 있었을 때에 저와 같이 미나마타병 환자도 진찰하셨습니다. 제가 이곳으로 전근하기까지는 아주 건강하셨습니다. 또 저에게 노래를 만들어주셔서 그것을 지금 제가 가지고 있습니다만, 미나마타병 환자가 쓴 것 같은 글씨는 아닙니다. 저는 ○○선생님에 대해서는 미나마타병의 증상은 기억하고 있지 않습니다. 조금 손이 떨리고 있었습니다만, 그것은 노령의 탓이거나 혹은 동맥경화에 의한 진전이었다고 저는 생각하고 있습니다. 그 분은 90세 가까운 노령까지 건강하게 사시고 천수를 다하신 것으로 미나마타병의 증상은 없었던 것입니다(아들의 이야기와 다르다 - 필자주).

그리고 저에 대해서 말씀드리지만, 저도 미나마타의 보건소장을 하고 있었고 하마(浜)라고 하는 곳에서 살았습니다. 근처의 어부가 잡아온 생선을 먹었습니다. 그리고 나서 매우 기색이 나빠져서 모발을 측정했더니 30 ppm이나 되었습니다. 그래서 좀 생각에 잠기게 되었습니다만, 미나마타병이라고 하는 것은 오염된 생선을 다량으로 먹은 것으로 인해 생긴다고 정의되어 있습니다. 저는 다량으로는 먹지 않았기 때문에 증상은 나타나지 않았던 것입니다. 제가 만약 죽어서 부검하면 저 자신의 체내에도 혹시 소견이 있을지도 모른다고 생각하고 있습니다. 그러므로 불현성인 사람을 일반 환자라고 보는 것은 문제가 있는 것입니다.

또한 불현성 환자는 부검에 의해 알 수 있으므로, 불현성 환자를 임상소견에 의해 발견한다는 것은 곤란한 것입니다. 즉, 일제검진에 의해 불현성 환자를 발견한다는 것은 의학상, 기술적으로 어려운 문제입니다. (중략)

일제검진을 하여도, 역시 몇월 몇일부터 검진을 하니까 모이라고 해도, 100% 모일 가능성은 없다고 저는 생각하고 있습니다.

또한, 저는 미나마타병이 발생한 당초부터 어떻게든지 하여 병의 원인을 확인하려는 노력을 했습니다. 환자의 발견에 있어서, 이것은 매우 공부가 되었고, 일제검진과도 관련이 있으므로, 여기에서 말씀드리겠습니다. 즉, 최초로 진찰한 환자는 네 명이었습니다. 여기에서 설명해도 이해할 수 없을 정도의 심각한 중증이어서, 저 자신도 깜짝 놀랐습니다. 그런 환자들이 그밖에 없을까 혹은 그와 비슷한 환자분은 없을까라고 생각하며 환자를 찾기 위하여 미나마타 시 의사회에 모이시게 하여 이런 저런 상담을 하였습니다. 그리고 개업의 선생님들로부터 신고를 받고 저희들이 방문하여 그 최초의 인원수를 찾아냈던 것입니다. 그리고 그 후에도 보건간호사를 활용하여 방문하여 찾아냈으며 또 국립공중위생원의 역학부장 등 세 명이 오셔서 소위 역학적인 정통적인 조사 방법을 시작하였습니다. 이것은 학문적으로는 그렇게 하도록 되어 있습니다. 1,500에서 2,000장 가까운 팜플렛을 돌리고, 그런 사람이 근처에 혹은 가족에게 없는지 묻는 내용을 실었습니다. 또한 일단 초등학생의 신체검사를 하였지만, 한 사람도 나오지 않았던 것입니다. 우연히 한 사람 나왔다, 발견하였다고 하여서 제가 진찰해 보니까 그것은 우리가 이미 발견하였던, 이름도 말해도 좋습니다만, 그 사람이었습니다. 그래서 저는 인구 이동이 적은 저런 곳에서는 의사회가 역시 공중위생의 촉각이 되므로, 그런 방법으로 되겠지, 그런 방법으로 좋다는 확신을 가진 것입니다. 따라서 오늘날에도 역시, 자신이 증상이 있는 사람은 개업의에게 가게 되고 또, 그 개업의는 긴 세월 미나마타병을 진찰하여 그 진찰에 대해서는 일본 제일 혹은 세계 제일이라고 해도 좋을 정도의 시립병원의 의사들에게 진찰받게 하고, 의심이 가는 사람은 심사회에 보내도록 되어 있습니다. 방금 지사가 말씀드린 대로[테라모토(寺本) 전 지사의 "의심스러운 사람은 언제라도 심사할 수 있도록 되어 있다. 문호는 열려 있다"는 답변을 가리킨다 - 필자 주] 문호가 개방되어 있으므로 그것으로 됐다고 생각합니다. ("6년에 1회 정도해서 뭐가 되냐"고 부르짖는 사람 있었음)

그리고 심사회에 대해서 입니다만, 심사회라는 것은 지사의 자문기관으로 신청이 있는 경우 심사하는 것으로 되어 있습니다. 이것은 의대 선생님이 중심이 되어 있으며, 6년만이라고 말씀하셨습니다만, 심사는 하지 않아도 역시 매년 모여서 여러 가지 연구 및 기타에 대하여 논의하고 있습니다. 그리고 심사회의 기준에 대하여 말씀하셨습니다만, 기준이라는 것은 특별히 이것이다 하는 것은 없지만, 학문적으로 미나마타병이라는 증거가 갖추어져 있는 것이 즉 기준입니다. (중략)

증상이 있는 환자들에 대하여 검진을 할 것인가에 대한 것입니다만, 저 지역에서는 자신이 아무래도 의심스러운 증상이 있는 환자에 대해서는, 앞에 말씀드린 대로 시립병원에 오랫동안 미나마타병을 진찰해 온 숙련된 의사들이 있으므로 개업의에게 환자들이 가면, 시립병원 쪽으로 진찰받게 해줍니다. 또, 시립병원은 보건소 그리고 대학과 연락하여 대학의 제1내과에서 그때마다 미나마타로 가서 검진하고 있습니다. 그리하여 대학, 그리고 병원과 함께 검진을 하고, …확실히 미나마타병이 틀림없다는 소견이 있을 때에는 이것을 심사회에 붙여 심사하고 있습니다. 따라서 이후 현 쪽에서 직접 그런 환자를 관리하고 있지는 않습니다만, 대학 쪽에서 제대로 카드를 준비하고 있어서 오히려 관리하고 있는 것과 같은 상태입니다. 또한 발병 당시부터 십여 년이 지나서 증상이 고정되어 있습니다. 그래서 지금 미나마타병 환자를 전연 보지 않았던 다른 의사들이 진찰해도 알 수 없는 것입니다. 이 진찰은 아주 숙련된 의사, 특히 시야협착이라든지, 그 밖에 앞서 말씀드린, 진전이나 실조 같은 그런 증상은 자세히 관찰하고 나서 결정하는 것으로 진찰하는 데 역시 1시간 이상, 때로는 2시간 가까이 걸리는 것입니다. (후략) (글 속의 방점은 필자)

일제검진이 필요하지 않다는 것을 주장하는 이 답변이 정말로 기묘하다는 것은 지금까지 내가 서술해온 것으로 이해되리라고 생각한다. 실제로 많은 환자가 자신은 미나마타병이 아니라고, 설사 미나마타병이라고 생각하더라도 어떻게 신청하는지 그 수속절차조차 알지 못하는 것이다. 예를 들면, 카와모토(川本) 씨가 신청 용지를 시청에 가지러 갔더니 본인이 아니면 줄 수 없다는 말을 들은 적이 있다. 본인은 꼼짝 못하고 누워 있어 가지러 갈 수 없는 데도 말이다.

방치된 환자

타○토구○ 씨의 경우를 보자. 그는 만주에서 돌아와서 어업을 시작하였다. 외줄낚시는 아침 5시경부터 갈치 낚시하러 나가 8시쯤 돌아와서 가장 큰 것은 회를 쳐서 한 잔 마신다. 오후 1시경부터 꼴뚜기 낚시를 가서 3시경에 돌아와서 이것을 식초로 간하여 또 먹는다. 오후 6시경 또 갈치 낚시를 하러 나가 오후 8시나 9시경에 돌아와 가장 큰 것을 술안주로 하여 한 잔 마시는 식으로 즐기면서 생계를 꾸리고 있었다.

이 타○토구○ 씨에 대하여 그 부인으로부터 재미있는 이야기를 들었다. 그가 늘 배를 매어 두는 곳은 칫소의 폐수가 바다로 유출되는 바로 그곳으로 그곳에 배를 매어두면 그 진흙 속을 지나서 해안으로 올라가야 한다. 부인이 "왜 이런 더러운 기름물이 흐르고 있는 데에 배를 매어두죠?" 하고 물으면 "여기에 배를 매어두면 배에 갯강구가 붙지 않아. 다른 곳에 매어두면, 1년에 세 번은 배 밑을 태우지 않으면 갯강구가 붙어서 배 밑이 썩어버리지. 내가 그것을 발견한 거야. 이것을 알고 있는 사람은 H(앞에 서술한 1945년에 발병한 환자)와 나뿐이니까 이건 비밀이야"라고 말했다고 한다.

또, 토쿠○ 씨는 "먼 바다에서 낚시를 하고 돌아올 때는 묘진자키(明神崎)에 오기 전에 배의 활어조 밸브를 막고 해수가 섞이지 않도록 하지 않고 햣켄(百間) 항에 들어오면 활어조의 어류는 전부 죽어버린다. 햣켄(百間) 항에도 생선이 있는데 먼 바다에서 잡은 어류는 햣켄(百間) 항의 물에 저항력이 없어서일까?"라고 말했던 것을 부인이 떠올렸다.

이 토쿠○ 씨는 1959년경부터 말이 잘 되지 않고 성격이 변하여 집안일에 일일이 시끄럽고 심술궂게 불평을 말하고 한밤중에 일어나서 차를

끓이기도 하고 욕조에 물을 데워 목욕을 하기도 하는 비상식적인 행동이 눈에 띄게 되었다. 그러나 그래도 매일 고기잡이를 나갔다. 1961년 10월, 이 부부는 가게를 열고 장사를 시작하였지만, 토쿠○ 씨는 1961년 11월 초순경에는 자리에 누워버리고 만다(여기에서도 발병시기가 문제가 된다). 이미 그 때는 손과 발에 힘이 없고 누웠다 일어났다 하는 것은 가능했지만, 성격 변화가 심하여 말이 많고 온갖 큰소리로 욕설을 할 때가 많아졌다. 그 동안, 시립병원과 모 의원에 통원하기도 하고 입원하기도 하였다. 입원해서도 피해망상이 심해지고 매일 택시로 집에 돌아와서는 가게에 진열되어 있는 물건을 도로에 내던져버렸다. 그런가 하면, 경찰이 잡으러 온다고 말하기도 하고 자살을 시도하기도 하였다. 그 때문에 마침내 정신 병원에 입원시켰다.

그러는 사이에, 1965년에는 부인이 그를 쿠마모토 대학 부속병원에 진찰받으러 데리고 갔다. 부속병원에서 진찰한 의사가 '미나마타병이 의심되니까 신청하여 보세요'라고 가르쳐 주었다. 어디에 가서 신청하는 지 몰라서 다시 물으니 보건소에 가보라고 일러주었다. 부인은 몸이 불편 한 토쿠○ 씨를 데리고 미나마타 시에 도착하자마자 그 길로 바로 보건소 로 갔지만, 보건소에서는 심사회가 있을 때 연락한다고 말한 채 2년간이 나 연락이 없다. 2년째 기다리다 지쳐서 다시 보건소에 가니 입원하고 있는 병원에서 미나마타병 진단서를 받아 오라고 하였다. 그래서 정신병 원에 가니까 자신은 미나마타병을 진찰한 적이 없고 자신의 진단으로는 노쇠라고 생각된다고 하여(그때 연령은 60세) 어쩔 도리가 없었다. 그 무렵 니이가타에 미나마타병이 발생했다는 소식을 듣고 니이가타에 데려 가려 고 했다. 그 직전, 보건소에서 겨우 연락이 와서 미나마타병의 검진을 받은 것이다. 몇 번인가 시립병원에서 검사를 하였지만 그 결과는 미나마 타병이 아니었다. 또 다시 신청하여 이번은 보류로 되었다. 이것이 1970년 6월의 일이다.

부인이 제일 걱정한 것은, 저렇게 많이 생선을 먹었으니까 미나마타병이 아닐까, 빨리 미나마타병을 치료하지 않으면 죽어버릴 텐데(그 무렵 부인은 미나마타병은 낫는다고 생각하고 있었다), 다른 병명으로 다른 치료를 하고 있으면 남편은 죽어버릴 것이라는 것이었다. "돈은 필요 없다. 필요 없다는 서약서를 써도 좋고, 미나마타병이라고 발표하는 것이 곤란하다면 발표하지 않아도 좋다, 어쨌든 미나마타병의 치료를 해달라"라고, 시청과 보건소와 병원에 필사적으로 신청한 것이다. 그러나 그것은 받아들여지지 않았고 부인이 말하던 미나마타병으로서의 치료는 하루도 받지 못하고 발병으로부터 10년째인 1970년 7월 13일, 보류로 결정이 되고 1개월 후에 63세로 사망하였다. 그리고 사후 부검 결과, 뇌에는 미나마타병의 병변이 확인되어, 이듬해 1971년 4월에 미나마타병으로 인정된 것이다. 그 부인은 지금도 우리들에게 말한다. "회사도 밉지만, 시청, 보건소, 의사도 원망스럽다."

토쿠○ 씨가 심사회에 의해 미나마타병으로 인정되지 않았던 이유는 1961년 무렵 발병이라고 하는 것 이외에도 정신병적 증상이 심했기 때문이라고 추정된다(이유는 설명이 없으므로). 매독성 뇌질환이나 뇌 순환장애(뇌동맥경화증 등)라고 생각했을지도 모르겠다. 타케우치(武內) 교수도 '정신증상에 가려진 미나마타병'이라는 새로운 미나마타병의 병형을 제창했던 것이다. 그러나 매독성 질환이나 뇌 순환장애에 의한 뇌질환을 다수 진찰한 의사라면 그 감별은 그렇게 곤란한 것은 아니었다. 정신증상의 표면적인 심각함뿐만 아니라 그 환자가 가지고 있는 신경증상을 주의 깊게 본다면, 그는 전형적인 미나마타병이었다. 나는 지금도 그 환자의 일을 선명하게 기억하고 있다. 저 미나마타병 특유의 말투로 부인의 생각과는 정반대로 "자신은 미나마타의 생선은 먹지 않았다"고 말하며 울면서 "미나마타병이라 하지 말아 달라"고 부탁하던 모습이었다.

현민회의 의사단의 발굴

나는 현지에서 여러 가지 실태를 접해 가면서 미나마타병의 바닥을 알 수 없는 수렁 같은 곳으로 깊숙이 빠져들고 있었다. 사람들은 원령에게 사로잡혔다며 나를 놀렸다. 아마도 그럴 것이라는 생각이 든다. 이대로는 너무 심해서 표면으로 드러나지 않은 많은 사람의 원령이 이 부근의 어느 집에나 숨어 있어 미나마타에 오는 사람들을 사로잡고 있는 것이 틀림없었다.

지금까지 서술해 온 것과 같이 의학연구의 결과는 바로 사회적으로 활용되지 않으면 안 된다. 우리들은 미나마타병이 지나치게 심각하므로 조속한 대책이 필요하다고 느끼고 그 실현에 고심하였다. 쿠마모토 현 지사도 사적으로 만났다. 현 의회 의원에게도 정당을 불문하고 설명하러 갔다. 그럴 때 우리들에겐 든든한 협력자가 많이 있었다. '미나마타병 소송 지원, 공해를 없애는 현민회의'의 의사단[코즈마 시로(上妻四郞) 단장, 1971년 6월 결성]도 그 중 하나였다.

의사단은 월 2회씩 정기적으로 미나마타에 다니면서 진찰했다. 따라서 환자의 인정 신청 수속은 비교적 원만하게 할 수 있게 되었다. 왜냐하면, 인정 신청에는 의사의 진단서가 필요하고 초기 무렵 많은 환자들은 진단서를 손에 넣는 것이 곤란했기 때문이다. 당초에는 중증으로 긴급하게 구제를 필요로 하는 환자, 전형적인 증상을 갖추고 있는 환자를 우선적으로 신청하는 방법을 취했다. 물론 이런 작업을 지원해준 것은 현지의 시민회의 사람들과 학생들이었다. 이와 같은 환자의 발굴은 우리들의 귀중한 데이터가 됨과 동시에 사회적으로도 숨겨진 미나마타병이 점차 밝혀지게 되는 계기가 되었다. 그와 관련하여 의사단이 발굴한 환자 수는 현재 400명을 넘는다.

심사회의 벽

미나마타병을 부정하는 사람들

이렇게 하여 새로운 환자는 찾아냈지만, 미나마타병의 진단은 미나마타병 환자 인정 심사회가 독점하고 있어 인정 신청을 해도 심사회가 인정하지 않으면 공식적으로는 미나마타병이 되지 않는다. 종래 우리들이 미나마타병의 임상증상이라든가 미나마타병의 역학에서의 미나마타병이라는 것은 이와 같은 신청·인정이라는 하나의 틀을 통과한 것만을 가리키고 있는 것이다. 진정한 미나마타병의 의학적 실태는 이와 같은 사회적 처리에 의해 크게 왜곡되어 왔다는 것을 우리들은 비로서 깨달았던 것이다.

이러한 인정 신청 제도에 정면으로 도전한 것은 우리 의사들이 아니었다. 그것은 앞의 카와모토(川本) 씨 등 환자와 그 가족들이었다. 본래, 이와 같은 문제는 의학이나 행정이 먼저 나서 문제 제기를 했어야 하는데 그 역할을 하지 못하고, 환자들 자신에 의해 문제 제기가 이루어짐으로써 오늘날 사회적인 혼란의 하나의 원인이 되었다.

○○○○ 귀하

쿠마모토 현 지사 테라모토 코사쿠(寺本広作)

미나마타병 환자 인정 신청에 따른 인정에 대하여(통지)

귀하로부터 제출된 미나마타병 환자 인정 신청에 대해서는, 공해에 의한 건강 피해 구제에 관한 특별 조치법의 규정에 의해 심사 결과 미나마타병 환자로서 인정을 하지 않기로 결정하였으므로 통지합니다.

또한, 이 결과에 불복하는 경우는 이 결정이 있었다는 것을 안 다음날부터 60일 이내에 행정 불복 심사법 규정에 의해 후생장관에 대하여 심사청구 신청을 할 수 있습니다.

이 문서는 쿠마모토 현이 심사회의 답변을 바탕으로 미나마타병이라고 인정되지 않은 환자 앞으로 보낸 통지이다. 환자들은 미나마타병이 아니라면 무슨 병인지 알고 싶었지만 그런 것은 아무것도 써있지 않았다(기대하는 쪽이 무리지만). 카와모토(川本) 씨 등 환자는 "미나마타병이 아니라면 내 병명을 가르쳐 주세요"라고 법에 따라 신청하였다. 즉, 그때 미나마타병이라는 것이 부정된 11명 중 9명이 카와모토(川本) 씨의 노력으로 불복 심사 청구까지 이르게 되었다. 그 청구에 대하여 후생장관이 낸 답변서가 다음과 같은 것이다.

답변서

기
1. 답변의 취지
「본건 심사 청구를 기각 한다」는 판결을 요청한다.
2. 기각을 요청하는 이유
본건의 현 처분은 1970년 6월 20일부 熊審 3호로, 쿠마모토 현 공해 피해자 인정 심사회 회장 토쿠오미 하루히코(德臣晴比古)에 의해 답신이 있었고   그 답신을 바탕으로 1970년 6월 24일 결정한 것이다.

현재의 미나마타병은 발생부터 이미 10년 이상 경과하였고 만성화되어 다른 질환과의 감별도 매우 곤란하지만, 쿠마모토 현 공해 피해자 인정 심사회의 심사에 도움이 되기 위하여 쿠마모토 현이 의학적 검사를 위탁하고 있는 국민건강보험 미나마타 시립 병원에서 검진을 실시하였다. 또 의학자, 혹은 본질환의 진단에 숙련된 의사로 구성되어 있는 쿠마모토 현 공해 피해자 인정 심사회의 위원이 현지 검진 계획에 의해 내과, 신경정신과, 소아과, 병리학 등 전문적 입장에서 신청자별로 장시간에 걸쳐 진찰 및 검사를 시행하여 자료를 정리한 뒤에 동 심사회에서 각 위원이 검진 자료(슬라이드 등의 영상을 포함한다)를 바탕으로 인정 신청자별로 심의하였다. 그리하여, 심사청구인 ○○○○에 대해서는 미나마타병 환자로 인정하지 않는다는 취지로 전체 위원의 진단이 일치한 것이고 이 이상 정확하고 권위 있는 진단은 없다고 확신한다. 따라서 행정 불복 심사법 제 40조 제 2항의 규정에 의해 기각한다. (필자 방점)

"이 이상 정확하고 권위 있는 진단은 없다"는 답변이었으므로 환자들은 어떻게 할 수가 없었다. 환자들은 '권위 있는 진단'에 대하여 반론을 신청하지 않을 수 없게 몰리고 있었던 것이다.

환자들은 후생성에 가서 "이것으로는 반론서를 쓸 수 없으니까, 구체적으로 설명해 달라"고 신청하였다. 그 결과 각 사람 앞으로 진단서가 나왔다. 그 진단명은 카와모토(川本) 씨가 다발신경염 및 척수장애, 한 사람은 다운 증후군, 한사람은 갑상선 기능항진에 수반되는 근육병증, 한 사람은 정신박약, 한 사람은 광범위성 대뇌장애, 한 사람은 전두엽 및 두정엽을 포함하는 광범한 뇌장애[아마도 초로성 치매(presenile dementia)라고 생각된다], 한 사람은 뇌졸중 후유증, 한 사람은 고혈압증, 경추증성 신경병증 및 노인성 난청의 합병증, 한 사람은 뇌성 마비였다.

이미 서술해 온 것과 같이, 미나마타병은 종래의 고정적 개념으로는 이미 어떻게 할 수 없는 새로운 사실이 발굴되어 온 것이다. 조만간, 그 진단기준이 재검토되려고 하는 때였다. 그런 만큼, 카와모토(川本) 씨 등의 이 행정 불복 심사 청구는 "미나마타병이란 무엇인가"라는 의학의 문제가 갑자기 행정의 장으로 끌려나온 모양이 되고 말았다.

의학자 자신의 태만으로 의학자끼리의 토론이 충분히 되지 않은 채, 이러한 형태로 나타나게 된 것에 심사회의 위원들이 당황한 것은 부정할 수 없다. 나도 또한 이와 같은 진전에 당황하였다. 솔직하게 자백하자면 이 논쟁에 휘말리고 싶지 않았다. 행정 불복 심사 청구의 마지막은 행정소송이다. 재판의 장에서, 경우에 따라서는 앞의 심사회 작성의 진단서와 정면으로 대결하지 않으면 안 되게 된다. 저 진단서는 비전문가가 보도록 쓰인 것으로밖에 생각되지 않았다. 만약 재판이라도 하게 되면 전국의 의학자의 눈에 띄게 된다. 나는 어떻게 해서든지 심사회가 다시 한 번 환자를 진찰하여 제대로 고쳐 써주기를 바랐다.

나는 진단명에 대하여 이러쿵저러쿵하는 것이 아니다. 문제는 환자에게 납득이 가는 설명도 없이 '권위 있다'라는 것으로 환자를 힘으로 납득시키려고 하는 태도이다. "당신들은 비전문가니까 전문적인 이야기를 해도 모를 것입니다"라는 태도는 이미 통용되지 않는다. 개인적으로 존경할 만한 선생님이 심사회 중에 다수 있었으므로 유감스러웠다.

나는 이 9명의 환자를 다시 진찰해 보았다. 그리고 2, 3명의 문제점을 제외하면, 미나마타병이라고 확신했다. 나는 그 내용을 진단서로 만들어 환자들에게 건넸다. 환자들은 그것을 가지고 상경하여 도쿄의 미나마타병 연구회의 협력을 얻어 방대한 반론서를 작성하여 후생성에 제출하였다. 환자들은 처음엔 나의 입장을 생각하여 진단서를 도쿄의 의사에게 의뢰하려고 하였다. 그러나 내가 맡기로 했다. 쿠마모토의 문제는 쿠마모토에서 해결하고 싶었기 때문이다. 나는 이 진단서에 지금도 확신을 가지고 있다. 그러나 그 진단서에 대하여 당연히 반론이 나오는 그때야말로 정말로 의학의 문제로서 토론할 수 있게 되고, 또한 될 수 있으면 심사회의 선생님과 같이 환자를 진찰해 보고 싶다고까지 생각하였지만 그 기대는 깨져 버렸다. 왜냐하면, 재진찰도 하지 않은 채 이번에는 일괄하여 미나마 타병이라고 인정해 버렸던 것이다.

나의 미나마타병 진단 원칙

우선 나는 미나마타병의 진단 원칙을 암중모색하며 만들었다.

(1) 미나마타지역에서의 발생 기반을 중시해야만 한다는 것. 미나마타 지역에 발생한 질환 중 적어도 원인불명인 것과 미나마타병과 유사한 것은 메틸수은과의 관계를 철저하게 유의하지 않으면 안 된다. 즉, 수은에 오염되지 않은 지역에 발생한 질병과 동일하게 취급해서는 결코 안 된다 는 것

(2) 미나마타병의 발병 시기를 한정할 수 없다는 것(앞에서 서술하였다)

(3) 증상은 있는 그대로 생활 속에서 파악해야 할 것

(4) 같은 뇌장애에 의한 증상이라도 환경오염을 매개로 하여 광범위하 게 일어난 중독인 이상 다양성을 보일 가능성이 있다는 것과 발병 이래 십여 년의 경과에 의하여 증상이 변하는 것도 무시할 수 없으므로 증상은 아주 가벼운 것까지 파악하지 않으면 진단이 어렵다는 것. 그러기 위해서 는 단순히 교과서적인 신경학적 레벨의 것만이 아니라 구체적으로 일상 생활에 지장이 있는 사람은 모두 증상으로 파악할 것

(5) 자각 증상을 중시할 것. 환자의 호소를 중시하고, 일상생활에 구체적 으로 어떤 지장이 있는지를 신중하게 검토하는 것은 어떤 경우에도 필요하 지만, 특히 미나마타병의 경우 초기 증상 및 증상발현의 순서와 그 진행 등이 다른 질환과 비교하여 매우 특이하여 진단상 매우 중요하다는 것

(6) 가족에게 보이는 증상도 중시해야 한다. 미나마타병에 있어서는 발생 메커니즘으로 볼 때, 미나마타병이라고 이미 인정되어 있는 환자만이 아니라 생활을 같이한 가족의 신경증상 및 일상생활에서의 장애 정도 등이 매우 큰 참고가 된다는 것

(7) 환자의 경과에 관한 조사를 가능한 한 철저하게 실시해야 한다. 증상 발현 이래 상당히 세월이 경과된 경우가 많다. 그 사이에 많은 의사의 진찰 치료를 받고 있는 예가 많으므로 될 수 있는 한 그 정보를 모으고 그 의견을 존중하고 이들 조사를 확실하게 하면 진단은 비교적 용이한 경우도 있다는 것

(8) 증상을 고정적으로만 다루지 말 것. 완화와 악화가 있다는 것

(9) 증상은 다양성을 나타낸다는 것(앞에서 서술하였다)

(10) 중독은 전신병으로 포착해야만 한다. 이미 알려진 메틸수은 중독에 있어서는 관심이 지나치게 신경계에 집중되는 경향이 있다. 그러나 다른 장기에 미치는 영향 특히 만성기에서의 영향은 의학적으로 충분히 밝혀지지 않았으므로, 합병증의 병발이 확인된 경우 등은 이들 증상을 다시 한 번 메틸수은 중독과의 관계에서 재검토하지 않으면 안 된다는 것

여기에 거론한 나의 진단의 기본적인 원칙은 어느 것을 보아도 새로운 것도, 대단한 것도 아니다. 의과 대학생 때 배운 것일 뿐이다. 너무나 당연한 것이다. 이 당연한 것을 내가 새삼스레 강조하고, 환자들이 반론서 속에서 지적해야 한다는 데 실은 문제가 있었다. 이때의 진단서의 한 예를 들어보자.

○○○○
생년월일
주소

(1) 가족력
모친은 보행장애, 지각장애, 연하마비 때문에 요 관찰로 되어있다.

(2) 기왕력
특기할 만한 것이 없음

(3) 생활력 및 현재 병력
　집은 대대로 어업이고, 본인은 20세경부터 독립하여 어업을 시작하였다.
어업방법은 외줄낚시, 여러 가지 그물망, 오징어 통발, 숭어 통발 등으로
갈치, 도미, 쏨뱅이, 전갱이, 조기, 농어, 감성돔, 보리멸, 숭어, 가자미, 문어,
오징어, 조개류 등을 삼시 세끼를 먹었다. 자택에서는 1951-2년경부터 집
고양이가 연이어 미쳐서 다니다 죽고 다시 키우면 10일인가 1주일 만에
죽어 버렸고 두 마리 얻어 온 고양이가 같이 미쳐서 죽은 경우도 있었다.
키우던 개도 눈이 보이지 않게 되어 바다에 떨어져 죽고 마침내는 집 뒤에
족제비가 튀어 나와 미쳐서 다니다 죽었다. 1957년 초부터 손발이 떨리고
손발 끝에 무언가 한 장 덮개를 씌운 것 같은 느낌이 있으며 물건을 집어도
그 느낌이 없거나 말도 술술 나오지 않게 되었다. 어머니가 보니까 다리가
덜덜 떨려서 걷기가 힘든 것 같다고 하였고, 형제로부터 '파칭코에 서 있어
서겠지'라고 농담 섞인 말을 들었다. 병원에 가보라고 권해도 "괴질로 취급
당한다"며 가지 않았다. 1959, 60년경, 보건소 직원이 모발을 수집하러
왔다. 모발 수은량이 높았고 (100ppm) 증상이 있으므로 정밀검사를 하러
가게 되었지만, 동생들의 반대 때문에 가지 않았다. 1959, 60년경인가, 1962,
3년경인가, 시립병원에서 갑상선종이라는 진단 아래 2년 정도 치료하였다.
그 후 증상은 조금 나아졌지만, 지각장애, 진전은 현재도 확인된다. 1968년

경부터는 작은 글자가 보기 어렵고 다리가 생각대로 움직이지 않기도 하고 배가 아프기도 하며, 다리 장딴지에 쥐가 나는 것을 확인하였다. 전신권태 때문에, 두세 군데 병원에 다니다 당뇨병이 발견되었다. 그 치료는 1년 반 정도 계속하여 현재에 이르렀다.

(4) 현재의 증상

① 정신증상, 성격장애, 사고력 저하

② 말초성 지각장애(사지의 촉각, 통각, 온각, 냉각, 진동각)

③ 진전

④ 협조운동장애 - 몸통을 뒤쪽으로 구부릴 때 균형을 잡지 못하고 뒤쪽으로 쉬 넘어진다. 한쪽 발로 서면 불안정. 손가락-코 테스트 이상(좌측이 경증). 롬버그 테스트 양성. 누운 자세에서 일어나 정좌하기까지 손으로 거들며 다리를 굽히고 앉는다. 다리를 펴서 손을 집고 엉덩이를 움직이는 등 운동은 분절 형태로 서투르다.

⑤ 말은 빠르게 이야기 할 때, 약간 잘 안 나온다.

⑥ 건반사 항진, 병적 반사 없음. 보통 근력은 전체적으로 조금 저하

⑦ 갑상선종이 있지만 안구돌출과 빈맥 없음

⑧ 고혈압, 당뇨

⑨ 일단, 일상에서 자신의 생활은 가능하지만 저린 느낌이 있다. 힘이 들어가지지 않고 끈기가 없고, 피로감 때문에 작업능력이 저하되어 있다.

(5) 쿠마모토 현 심사회의 검사소견에 대한 반론

① 초기 증상과 역학적 조사의 관계 - 미나마타병 다발지역에 살고 있고, 게다가, 개·고양이까지 미나마타병에 걸린 사실을 조사하지 않았다. 또한, 그 무렵, 손발의 저린 느낌, 진전, 언어장애 등 미나마타병의 증상이 보인다는 사실이 받아들여지지 않았다. 환자의 진술을 중시하지 않았다.

② 그 후, 갑상선종이 나타났다고 해서 이들 증상을 모두 갑상선종에 의한 것이라고 생각하는 논리적 오류를 범하고 있다. 갑상선종은 그 후

발견된 것이고, 치료에 의해 증상이 가벼워졌다고 해서 이들 증상이 갑상선종에 의한 것이라고 생각했지만, 미나마타병의 증상의 경과에서 생각하면 관계가 없다고 하는 것이 보통의 사고방식일 것이다. 게다가, 당시의 갑상선 기능에 대하여 자세한 데이터를 제시하지 않고 있다.

③ 지각장애를 누락시키고 있다. 인정 신청 시의 진단서에는 "손발의 진전, 사지 말초의 표재성 지각장애 등의 소견이 인정된다"고 기재되어 있는 것이 심사회 진단서에는 없다.

④ 모친의 증상도 당연히 고려해야만 하고, 당시의 모발 수은량도 참고로 해야 한다.

⑤갑상선종, 당뇨, 고혈압이 합병증인지 아닌지의 문제는 있지만, 이 진단서에서는 반대로 이들 병적 소견을 미나마타병을 부정하는 소견으로 삼고 있다. 이들 소견은 오히려, 유기수은 중독의 전신 증상의 하나로서 취급해야만 하지 않을까. 즉 헌터-럿셀 증후군에도 당뇨는 기재되어 있고, 니이가타에서도 당뇨와 고혈압 등이 합병되어 있는 예가 보고 되었다.

⑥지각장애, 진전 등의 증상만이 아니라 가벼운 협조운동장애가 무시되어 있다. 발병 후의 경과가 길고, 이들의 증상이 아주 가벼운 것이라도 몇 가지가 같이 나타나는 경우는 중시해야만 할 것이다.

⑦갑상선 기능 항진에 수반되는 근육병증이라는 진단 근거가 애매하다. 왜냐하면, 갑상선 기능 항진의 구체적 근거가 없으며, 그것이 있다 해도 지각장애와 언어장애 등의 증상과 연결 짓는 것은 곤란하다. 이러한 모순을 그대로 둔 채, 역학적 사항을 모두 무시하고 이와 같은 결론을 내리는 것은 논리의 폭력이다.

(6) 결론

미나마타병 다발지역에 있어서 유기수은 오염은 명백한 사실이다. 모발 수은량의 높은 수치는 가장 좋은 증거로서 들 수 있다. 초기 증상, 경과 및 현재 증상 등을 생각할 때 미나마타병과 그대로 일치하고, 갑상선종, 당뇨 등의 존재는 미나마타병을 부정하는 근거가 되지 못하며 오히려 반대로 유기수은의 전신 영향이라고도 생각된다. 따라서 ○○○○를 미나마타 병으로 인정해야 한다.

조금 긴 인용이 되었지만, 어떤 환자가 미나마타병이 부정되고 행정불복 심사청구를 하였는지 이 한 예에서도 이해할 수 있을 것이다.

환경청의 판결

이 반론서를 제출받은 후생성은 담당관을 파견하여 현지조사를 실시하였고, 그 결과 1971년 8월 7일, 오오이시(大石) 환경청 장관은 이 사람들을 미나마타병으로 인정하지 않은 쿠마모토 현의 처분을 취소하는 판결을 내렸다. 그리고 그 통달(通達: 고시 또는 행정명령 같은 성격 – 역자주)에서, 증상이 메틸수은의 영향이라고 확인되는 경우와 다른 원인이 있는 경우에도 미나마타병의 범위에 포함시킬 것, 즉 합병증이 미나마타병을 부정하는 원인이 될 수 없다는 것과 역학적인 사항으로 부정할 수 없는 자도 포함한다는 즉 넓게 구제한다는 것이 법의 취지라는 것을 명기하였다. 또한 환자가 메틸수은의 영향인지 아닌지를 판단하면 되는 것으로 증상이 가벼운지 중한지는 관계없다는 것과 이 인정은 손해배상과는 전혀 관계가 없는 것이라고 지적하였다. 그러나 가장 중요한 미나마타병의 진단기준 그 자체는 언급하지 않고, 현이 법의 취지를 충분히 설명하지 않고 실시한 처분에 대하여 행정지도를 하는 형태를 취한 것이다. 그 때문에 심사위원 중에서는 불복 의견이 나오고 한때는 사임하는 위원이 나오는 사태도 일어났다.

그것보다도 문제인 것은 이 판결이 의심이 가는 사람도 구제하라는 의미로 확대 해석되어 그 후 인정된 새로운 환자는 마치 미나마타병이 아닌 것처럼 세간에서 소문이 돌고 있다는 것이다. 적어도 내가 본 신인정

환자는 이전의 인정환자와 전혀 다른 것이 없다고 믿고 있다. 그러나 실제로는 의사들조차, "저 사람이 미나마타병이라면 모두 미나마타병이다"라고 말한다. 이것은 종래의 고정적인 미나마타병의 개념이 무너지고 새로운 미나마타병의 개념이 나온 것에 따른 혼란이라고 생각한다.

환경청의 판결은 후생성·현을 움직여 그 이상 권위 있는 진단은 없다고 하던 심사회를 크게 흔들어 놓았다. 전문적 기술을 가진 권위는 환자 측으로부터 밀려 무너지고 있었던 것이다. 그것은 매스컴과 시민운동의 집단적 힘으로 무리하게 민 것은 아니다. 미나마타의 현상이 실로 어떻게 할 수 없는 모순을 잉태하고 있어 폭발 직전이었던 것이다. 의학자는 그러한 상황의 변화, 실태를 알지 못했던 것이다. 카와모토(川本) 씨 등의 그 일련의 운동은 말하자면 하나의 계기가 된 것에 지나지 않았다고도 말할 수 있다.

생각해 보면, 하나의 일이 10년이 지나도 전혀 비판을 받지 않는다는 것은 있을 수 없고 비판을 수용하는 것이야말로 진보가 아닐까 한다. 나는 환자 속에서 생활의 장에서 미나마타병의 실태를 알려고 했을 뿐으로 뜻하지 않게 지금 비판자의 입장에 서 있지만, 나의 10년 전의 일 자체도 이미 그 속에서 비판되고 있는 것이고, 지금의 나의 입장도 후에 당연히 또 반드시 비판될 것이다. 물론 나중에 비판한다는 것은 어떤 의미에서는 쉽다. 그렇기 때문에 현재의 시점에서, 다음에 올 비판을 견딜 수 있는, 될 수 있는 한의 일을 하지 않으면 안 된다고 생각한다. 현대는 변혁의 시대이다. 시민의 의식도 계속 변화하고 있다. 이와 같은 상황에서 쓸데없이 전문가인 척하는 것은 우스운 일이다. 지금까지와 같은 형태의 전문가는 존재할 수 없게 된 것이다. 교육의 장에 있어서는 교육을 받는 학생의 참가가 숙고되어 왔다. 당연히 의료의 장에 있어서도 환자의 참가를 숙고해야 한다.

마침내 일제검진을 실현하다

후생성의 후원으로

후생성은 움직이려 하지 않는 쿠마모토 현을 독려하는 의미로 시라누이(不知火) 해 연안 주민 일제검진비로 500만 엔을 편성한다고 발표했다. 나는 행정 불복 심사청구 사건의 현지조사(1971년 4월)로 꼬박 3일간 현지를 구석구석 걸어 다니며 환자의 이야기를 잘 들어준 후생성의 두 분 담당관에게 감사하고 있다. "우리들은 전문가가 아니다"라고 겸손하게 말했지만, 이 수렁과 같은 미나마타병의 심각함에 놀라 문제가 어디에 있고 행정은 어떤 일을 해야 하는가를 정확하게 포착하고 돌아간 것을 보면 역시 행정의 전문가였다. 동시에 이 현지조사에 환자의 입장에서 지원하였던 도쿄의 미나마타병 연구회의 변호사, 의사, 쿠마모토 '고발하는 모임' 회원들의 노력도 여기에 기록하지 않으면 안 될 것이다.

후생성에서 이와 같은 말을 듣고 나서도 쿠마모토 현이 침묵하고 있을 수는 없었다. 1971년 5월 현 의회에서 처음으로 위생부장은 필요하다면 일제검진을 하겠다고 답변했다. 6월 1일에는 미나마타 시장도 미나마타병의 일제검진에 적극적으로 협력하겠다고 발표했다. 또 이 무렵, 미나마타병의 발생으로부터 실로 15년이나 지나 처음으로 ≪미나마타 시보≫를

표 IX-1. 대상 주민 총수 및 수진자수

	미나마타 지역		고쇼노우라(御所浦) 지역		아리아케(有明) 지역	
	수	%	수	%	수	%
등록 인구	1,120	-	1,845	-	1,165	-
수진자	928	82.9	1,723	93.4	904	77.6
미수진자	192		122		261	

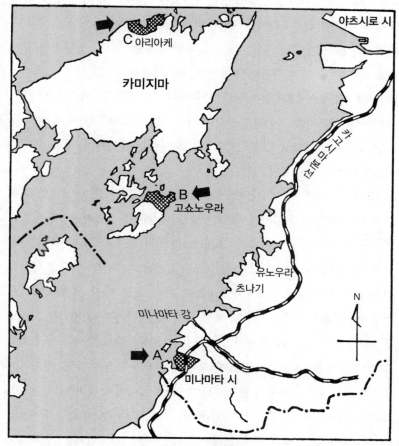

그림 IX-1. 대상 3지역

A : 미나마타 지역[츠키노우라(月ノ浦), 데츠키(出月), 유도(湯堂)]
B : 고쇼노우라(御所浦) 지역[아라구치(嵐口), 코시지(越地), 호카비라(外平)]
C : 아리아케(有明) 지역[아카사키(赤崎), 수노코(須子), 오오우라(大浦)]

통해 미나마타병 인정 신청 수속 방법을 홍보하였다.

쿠마모토 대학 연구반에 의한 일제검진이 시작되다

한편, 1971년 6월 쿠마모토 대학에서는 타케우치(武內) 교수를 반장으로 하는 제2차 미나마타병 연구반이 결성되었다. 우리 신경정신과는 고쇼노우라(御所浦) 아라구치(嵐口)와 미나마타 유도(湯堂), 츠키노우라(月ノ浦), 데츠키(出月)를 일제검진 대상지역으로 정했다(표 IX-1 참조). 8월 14일부터 고쇼노우라(御所浦)의 주민검진 예비조사를 시작으로 계속하여 고쇼노우라(御所浦) 아라구치(嵐口)의 1,723명, 미나마타지역 928명, 대조지역으로서 아리아케(有明) 지역 904명의 검진을 약 1개월 걸려서 완료하였으며, 그동안 신경정신과의 동원 연 인원수는 400명을 상회하고 글자 그대로 여름휴가는 반납하였다.

고쇼노우라(御所浦)는 미나마타병 조사의 처녀지였다. 앞서 서술한 것과 같이 모든 데이터가 환자가 있다는 것을 예상하고 있었지만, 이 실태는 16년이 지나도 명확하지 않았다(현재에도 아직 공식적으로 인정된 사람은 없다). 일제검진이 드디어 시작되는 바로 그 전날, 나는 미나마타에 있었기 때문에 늦게 와서 고쇼노우라(御所浦)에 가는 배를 타지 못했다. 그 때 미나마타병 환자 가족이 일부러 배를 내주어 2시간 반이나 걸리는 고쇼노우라(御所浦)까지 데려다주면서 "선생님이 가시지 않으면 아무 소용없어요. 잠꼬대처럼 늘 고쇼노우라(御所浦)에도 환자가 반드시 있을 것이라고 말씀하셨죠"라고 격려해 주었다. 나는 배안에서 나이에 맞지 않게 감상적이 되어 석양 속에서 점점 가까이 다가오는 고쇼노우라(御所浦)를 바라보았다. 여기를 이런 형태로 일제검진을 한다는 것은 바로 1년 전까지만 해도 꿈에도 상상할 수 없었던 일이었다. 이것으로 시라누이(不知火) 해 일대에 생긴 광범위한 미나마타병의 실태가 아주 조금이지만 또 한 꺼풀 그

베일을 벗으리라고 생각하니 감개무량하였다.

검진으로 밝혀진 것

이 검진 결과, 미나마타지역에서 251명, 고쇼노우라(御所浦) 지역에서 79명의 미나마타병으로 의심되는 사람을 찾아냈다. 예상하고 있었다고는 하지만 그것은 매우 쇼킹한 것이었다. 그러나 이것은 단순히, 의심이 가는 사람 몇 명을 발굴하기 위하여 한 조사가 아니다. 연구라고 한 이상, 엄격하게 학문적으로 확립되지 않으면 안 된다. 미나마타병은 인류가 처음 경험한 환경오염에 의한 메틸수은 중독 사건이므로, 오염되었던 주민들로부터 현재 그것이 구체적으로 어떤 건강 파괴를 가져오는가 하는 실태 파악 위에서 미나마타병의 개념, 미나마타병의 진단기준을 새롭게 만들어내지 않으면 안 된다. 따라서 우리들 조사는 전 주민에 대하여 아무리 작은 증상이라도 찾아내고, 그것이 메틸수은과 어떤 관계가 있는지를 추구하였다. 표 IX-2는 그 보고서에서 발췌한 것이다.

표 IX-2. 일제검진에 의한 신경증상의 출현 빈도

	미나마타	고쇼노우라(御所浦)	대조지역*
신경증상(%)			
지각장애	28	8	8
실조성 보행	9	3	2
협조운동장애	18	6	6
언어장애	12	4	2
청력장애	29	9	15
시야협착	14	1	1
진전	10	5	3
관절·신경통	14	5	8
근 위축	3	1	1
피검사자(명)	928	1,723	904
미나마타병 의증자(명)	251	79	29

*대조지역은 아마쿠사(天草)의 아리아케(有明) 지역

미나마타 지역에는 신경정신증상을 가진 사람, 신경증상을 가진 사람의 수가 고쇼노우라(御所浦)와 대조지역인 아리아케(有明) 지역에 비하여 압도적으로 많다(이 점은 표 IX-4 참조). 그 내역은 표 IX-2에서 보는 대로 지각장애, 실조성 보행과 연속 길항운동 불능증, 손가락-코 테스트 이상 등 협조운동장애, 언어장애, 청력장애, 시야협착 등 미나마타병에서 볼 수 있는 주요 증상이 다른 지역에 비하여 눈에 띄게 높은 비율이다. 오염의 심각함 순으로 이들 증상 출현율이 높아져 있다는 점과 미나마타병의 주요 증상이 특히 높은 비율로 나타나는 것으로 미루어 미나마타 지역에서 보이는 주민의 이러한 건강장애는 메틸수은의 영향에 의한 것이라고 추정할 수 있다.

크게 차이를 보이는 지각장애에 대하여 보면, 대부분은 사지의 양측성 장갑-양말 패턴의 지각장애가 거의 대부분이다(표 IX-3). 다른 질환에서는 매우 드문 이와 같은 지각장애는 미나마타 지역에서 23%인 데 비하여, 고쇼노우라(御所浦)가 4%, 아리아케(有明) 지역이 3%이다. 따라서 지각장애만으로도, 역학적 사항을 고려에 넣는다면, 진단이 가능한 경우도 있다고 할 수 있다.

또한 제2차 연구반은 종래 그다지 미나마타병과 관계없다고 생각하였던 증상 등이 오염이 농후한 미나마타 지역에 매우 높은 비율로 나타나고 있어, 그것이 메틸수은의 영향임을 부정할 수 없다고 하는 결론에 도달하였다. 예를 들면 발작성 증상과 파킨슨 증후군, 근위축, 중추성 뇌졸중 발작 등이다. 또한, 진단을 확정하기 위하여 임상증상의 조합에 대해서도 검토하여 대조지역과 유의한 차이를 나타내는 조합을 고려하고 있다. 더 나아가 다른 병에 대해서도 미나마타 지역과 대조지역과의 사이에 차이가 없는지를 검토하고 있다. 이 같이 그 지역 주민이 현재 구체적으로 보이고 있는 건강장애의 모든 것을 모아서 그것을 비오염 지역과 비교하여 어떤 치우침이 있는지를 추구하고 그 속에서 미나마타병의 하나의

표 IX-3. 일제검진에 의한 지각장애의 출현 빈도

지역					혹은 양측하지			
미나마타	70명 (7.5%)	145명 (15.6%)	7명 (0.7%)	12명 (1.2%)	4명 (0.4%)	51명 (5.4%)	21명 (2.2%)	14명 (1.5%)
고쇼노우라	9명 (0.5%)	64명 (3.7%)	2명 (0.1%)	22명 (1.2%)	13명 (0.7%)	17명 (0.9%)	13명 (0.7%)	2명 (0.1%)
아리아케	1명 (0.1%)	29명 (3.2%)	0명 (0%)	12명 (1.3%)	16명 (1.7%)	8명 (0.8%)	5명 (0.5%)	0명 (0%)

개념, 진단기준을 만들어가려고 하는 점이 특징적인 것이다. 따라서 그 진단기준을 단서로 하여 이후 미나마타병의 환자 발굴은 더욱 더 진전되어 갈 것이라고 생각한다.

한편, 1971년의 11월부터 쿠마모토, 카고시마(鹿児島) 두 현은 현 독자적인 입장에서 일제검진을 실시중이다. 어차피 그 전모가 밝혀질 때가 올 것이라고 믿지만 쿠마모토 현의 앙케이트 조사에서는 실로 11,784명이 2차 검진을 받게 되었다.

이리하여, 지금부터 환자는 더욱 많이 발견될 것이다. 다시 말하자면, 미나마타병은 다시 시작된 것이다. 그 범위와 심각함은 도대체 어디까지 확대될 것인지 전혀 예상도 할 수 없다.

죽은 자는 말하지 않는다

이리하여, 생존자의 경우는 밝혀질 희망이 있지만 가슴이 미어지듯이 아파오는 것은 사망자의 경우이다. 사망자는 이미 영원히 그 분노와 고통을 말하는 것조차 가능하지 않다. 전에도 서술하였듯이 공해 피해자 구제법이 사망자를 그 대상으로 하지 않는다면 (그 가족들도 불만이지만) 단념할 수밖에 없는 것일까? 쿠마모토 의대 공중위생학 교실과 위생학 교실이 묘에서 사체를 발굴하여 수은 분석을 시도해 보았다(앞서 서술한 카와모토(川本) 씨의 부친의 사체도 발굴되었다). 그것은 미지의 분야인 만큼, 학문적으로는 매우 흥미가 있는 일임에 틀림없지만 그러나 의학적으로도 몇 가지의 문제점이 있어 자연히 한계가 있을 것이다. 따라서 그 결과로 즉시 구제의 길이 열린다고는 생각할 수 없다.

1956년 1월 1일, 제1회 환자 인정 위원회가 가족의 증언과 주치의의 증언 및 진료기록부에 의해 사망자 8명을 인정했다고 하는 것은 앞에서 서술하였다. 환자 가족의 호소를 잘 듣고, 가능한 한 조사를 하여 다시 한 번 그 실태를 밝히려는 노력을 우리들은 소홀히 해서는 안 된다. 그리고 또, 어떠한 형태로든 구제의 방법도 생각하지 않으면 안 된다.

일반적으로 말하여 사망자의 진단은 곤란하다. 그러나 미나마타의 경우, 의사의 진료기록부가 남아 있거나 당시 살아 있을 때의 모발 수은량의 기록이 남아 있어 당시 고의로 미나마타병이라고 진단하지 않았던 증거가 있고, 충분히 실증할 수 있는 경우가 많다. 그것은 인정 심사회에서 인정을 받지 못한 사망 환자의 유족이 칫소를 상대로 직접 소송을 걸고 있는 것을 보아도 알 수 있다.

미나마타병 이전에 미나마타병은 없었다

미나마타병이 공식적으로 발견되어 16년의 세월이 경과한 현재, 나는 여기에서 대단하지는 않지만 미나마타병의 실태에 관한 새로운 지견을 말하고자 한다. 아니 새로운 지견이라기보다는 오히려 새로운 문제 제기라고 할 수 있을 것이다. 우리들은 점점 미나마타병에 대해 깊이를 알 수 없는 두려움을 느낄 뿐이다.

"미나마타병 이전에 미나마타병은 없었으므로 미나마타병의 교과서는 미나마타밖에는 없다. 그 때문에 어떤 사소한 사실도 지나치지 않도록 주의 깊게 지켜보지 않으면 안 된다"라는 생각만이 점점 강해져 갔다.

환자가족이 갖고 있는 여러 가지 증상

이미 몇 번이나 서술했듯이 미나마타병은 환경에 오염된 음식을 통하여 일어난 중독이다. 저변의 환자를 밝히기 위해서는 이미 확인된 전형적인 중증 환자의 가족이 갖는 신경정신장애를 조사하는 것이 가장 손쉽고 빠르다. 그 이유는 같은 것을 먹고 있기 때문이다. 이 가족들이 가지는 여러 가지의 증상을 밝히고 그것과 앞의 일제검진의 결과를 비교하는 것도 메틸수은이 인체에 미치는 영향을 검토하는 데 있어서 중요하다고 생각된다. 내가 자력으로 미나마타에서 츠나기(津奈木), 이즈미(出水)로 환자의 집을 방문하고 돌아다니며 모은 환자 가족 145명에 대한 검진 결과가 표 IX-4이다. 그것은 피검진자의 9할이 무엇인가 증상을 나타내고 6할은 일상생활에서 어떠한 지장을 보인다는 놀랄 만한 사실을 나타내고 있다. 즉, 여러 가지 지각장애가 80% 가까이 보이고 연속 길항운동 불능증 · 손가락-코 테스트 이상 등의 협조운동장애, 언어장애, 시야협착, 청력장애, 진전 등의 증상이 매우 높은 비율로 보였다. 이들 증상은 종래 미나마타병에서 특징적인 증상이다. 따라서 환자 가족에서 보이는 여러 가지 신경정신증상의 출현율은 메틸수은의 영향이라고 단정해도 좋다고 생각된다.

이를 더욱 뒷받침하기 위하여 나는 태아성 미나마타병환자의 모친의 임상증상도 검토해 보았는데 역시 같은 경향을 확인할 수 있었다. 따라서 환자가족이 갖고 있는 증상에서도 헌터-럿셀 증후군이라고 불리는 증상이 높은 비율로 보이고 있다. 그러나 그들 증상이 반드시 모두 갖추어져

표 IX-4. 신경 · 정신증상의 발현 빈도(%)

	환자의 가족 n=145	미나마타 n=928	아마쿠사(天草) n=1,723	대조지역 n=904
정신 및 신경 증상 모두 있는 경우	42	26	10	10
신경증상만 있는 경우	39	24	14	16
정신증상만 있는 경우	8	4	4	5
지각장애	79	28	8	8
실조성 보행	32	9	3	2
연속 길항운동 불능증	62	18	6	6
손가락-코 테스트 이상	48	11	2	1
구음장애	45	12	4	2
청력장애	55	29	9	15
시야협착	37	14	1	1
진전	35	10	5	3
병적 반사	8	4	2	2
변형 · 근 위축	19	8	9	9
관절 · 신경통	36	14	5	8
지능장애	46	23	10	11

『노동의 과학』 27권 5호

표 IX-5. 임상증상의 조합

장애의 종류	A	B	C	D	E	F	G	H
말초성 지각장애 (입 주변 지각장애)	+	+	-	+	+(+)	+(-)	+	-
구심성 시야협착	+	+	+	-	-	-	-	-
협조운동장애	+	+~-	+~-	+~-	-	-	-	+~-
구음장애	+	+~-	+~-	+~-	-	-	-	+~-
청력장애	+	+~-	+~-	+~-	+~-	+~-	-	+~-
기타	+	+~-	+~-	+~-	+~-	+~-	-	+~-
환자 가족 중 사례수(n=145)	28	23	2	31	7	15	12	3
미나마타 지역 주민 중 사례수 (n=928)	63	45	19	36	12	48	22	6

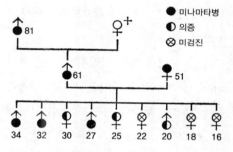

그림 IX-2. 미나마타병 다발가족의 1예

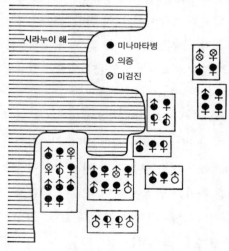

그림 IX-3. 미나마타병 다발부락의 1예

있는 것은 아니고 그 조합과 정도는 다양하다는 것이 밝혀졌다(표 IX-5). 게다가, 당연한 일이겠지만 환자가 있는 가족에게는 인정여부에 상관없이 거의 전원에게 어떠한 증상이 보였다. 또한 그 인근 지역도 포함하여 증상이 확인되기 때문에 정말 등줄기가 서늘해지는 느낌이 들었다. 그림 IX-2, IX-3은 그 한 예를 나타내고 있는 것이지만, 이것이 환경오염에 의한 중독의 실태이다.

다음으로 최근에서야 자세히 알게 된 증상을 조금

서술해 보고자 한다.

시야협착

미나마타병의 특징적인 증상의 하나인 시야협착은 시야가 좁아져 대나무 통으로 세상을 보는 것 같은 상태가 되는 것이다(그림 I-2 참조). 이 증상은 미나마타병의 진단기준으로 중시되어 왔다. 확실히 중요한 증상의 하나이지만 니이가타의 예에서 밝혀졌듯이 반드시 나타나는 것은 아니다. 그런데 최근 우리들은 다른 증상이 거의 없이 시야협착만이 증명된 예도 찾아냈다. 이 증상은 자각하지 못하는 경우가 많으므로 찾아내기 곤란하고 앙케이트 등에서는 놓치게 된다.

또 우리들은 시야가 좁아지는 것만을 종래 문제로 삼았지만, 최근 쿠마모토 대학의 츠츠이(筒井) 교수(안과)의 연구에 의하면, 남은 시야도 벌레가 먹은 것처럼 너덜너덜해져 있다는 것이다. 생각해 보면 오히려 그렇게 되는 것이 자연스럽다. 정확히 선으로 그은 것같이 뇌가 장애를 받는다는 것은 오히려 드물다. 환자가 자주 시력 저하를 호소하였는데도 우리들은 미나마타병은 시력은 저하되지 않고 무언가 다른 병이 겹쳐 있다는 정도로 생각하고 있었지만, 환자 한 사람 한 사람의 호소는 그 나름의 징후를 뒷받침하고 있었던 것이다. 또 최근 같은 교수들의 연구에 의하면 안구운동실조와 조절장애도 높은 비율로 증명되었다.

시야협착은 매우 고치기 어려우며 다른 증상이 거의 표면적으로 보이지 않게 되어도 상당한 정도로 남아 있는 경우가 자주 있다. 시야협착이 있으면 사고에 대한 방어반응이 몹시 저하된다. 어떤 환자는 걸어가다 전신주에 부딪치기도 하고 어떤 환자는 발밑이 보이지 않아 계단에서 떨어지기도 한다. 만약에 자동차 운전을 한다면 아주 위험할 것이다. 즉 시야협착은 일상생활에 큰 지장을 초래하는 것이다.

운동실조

미나마타병에서 한층 중요한 증상은 소뇌증상이다. 소뇌가 장애를 받았을 때 볼 수 있는 소뇌증상이란 운동실조, 협조운동장애가 주 증상이다. 운동 시의 원활하지 않음, 거리의 오측, 혹은 갑자기 운동을 바꿀 수 없음, 언어장애 등을 볼 수 있다. 이들 장애가 일상생활에 지극히 큰 지장을 가져오는 것은 명백하며 진찰 시에 현저한 증상을 증명할 수 없어도 일상생활의 구체적인 행동 속에서 운동을 못하고 느려지고 서투르다는 표현으로 나타나는 경우가 있다. 이전에 전형적인 소뇌증상을 가졌던 환자로 진찰 시에 거의 증명할 수 없을 정도로 좋아졌던 사람에게서도 일상생활 속에서는 그와 같은 지장이 있는 것으로 미루어, 반대로 그와 같은 지장을 나타내는 환자를 보고 경한 운동실조라고 간주할 수 있는 것이다. 이와 같은 증상을 넣을 수 있는지 아닌지에 따라 미나마타병 진단에 차이가 발생하는 것이 아닐까 생각한다. 예를 들면, 미나마타에 살며, 생선을 많이 먹고, 현재 사지의 말초지각장애만 있는 환자의 경우, 앞서 서술한 가벼운 증상을 소뇌증상으로서 다룰 것인가 말 것인가 하는 것은 그 환자가 미나마타병인지 아닌지의 판정에 큰 영향을 미치게 된다.

청력장애

청력장애는 환자에게 매우 높은 비율로 출현되고 있다. 그 전형적인 특징은 고음의 장애이다. 따라서 청력장애가 있다고 해서 높고 큰 소리로 이야기하면 오히려 알아듣지 못한다. 오히려 낮은 목소리로 천천히 이야기하는 것을 알아듣는 특징을 가지고 있다. 환자 가족이나 아직도 인정받지 못한 주민 중에서도 자주 전화 목소리를 알아듣기 힘들다고 호소하는데, 이것은 틀림없이 미나마타병의 청력장애의 특징이라고 생각할 수 있다. 단순히 소리가 들리는지 들리지 않는지가 아니라 말의 의미를 이해하지 못하는 중추성 청력장애의 요소를 가진 호소도 많이 확인된다.

지각장애

또한 미나마타병에서 거의 반드시 발생하는 증상이라고 생각되는 지각장애에 대해서도 서술해 보고자 한다. 이것은 미나마타병의 발병 초기에 반드시라고 해도 좋을 정도로 생기는 증상이다. 그 중에서도 손발과 입 주위가 매우 특징적이다. 앞의 일제검진에서 대조지역과의 비교에서도 알 수 있듯이 입주변의 지각마비, 장갑-양말 패턴의 지각장애는 미나마타병의 진단에 매우 큰 의미를 가진다. 손발은 종이를 한 장 덮은 것같이 느껴지고, 혹은 찌릿찌릿하고, 입은 치과에 가서 주사를 맞고 발치할 때와 같이 저려서 기분이 나쁘다. 또한 미각 및 후각의 장애도 종래 별로 주목하지 않았지만 많이 나타나는 증상이다.

또 우리들의 조사에 의하면 지각장애는 말초성 지각장애에 한정되지 않고, 중추성(반신성)과 척수성(하반신) 등 여러 가지 형태의 것이 증명되고 그 중에는 전신성의 지각장애도 확인된다(그림 IX-4). 그것은 단순히 감각이 둔하다고 하는 것만이 아니라 찌릿찌릿하거나 찌르르 하는 것 같은 이상 지각과 동통 등이 수반되어 환자를 고통스럽게 하는 자각 증상의 하나이기도 하다.

이상 서술한 증상은 소위 헌터-럿셀 증후군 속에 포함되어 있는 증상이다. 이들 증상이 전부 갖추어져 있지 않으면 미나마타병이 아니라고 하는 사고방식은 부정되고 그 저변에는 여러 가지 불완전형이 존재한다는 것이 실증되었지만, 어쨌든 이 증상들이 미나마타병의 중요한 증상이라는 것은 틀림없다.

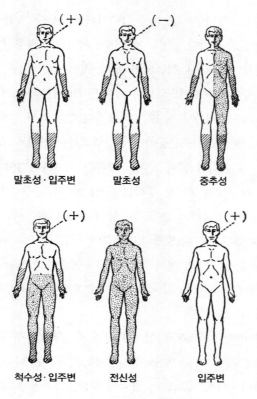

그림 IX-4. 지각장애의 종류
(『신경연구의 진보』 16권 5호, 84쪽)

새롭게 주목받는 증상

종래 미나마타에서는 합병증 예를 들면 당뇨, 신장염, 고혈압 등이나 임상증상으로서 정신병 같은 상태를 보이는 것이라든가, 추체로증상(운동 신경의 마비), 특히 편마비(반신불수)와 근 위축, 혹은 척수장애가 심한 예 등이 미나마타병에서 제외되어 온 것은 이미 서술하였다. 특히, 뇌출혈 내지는 뇌경화라고 생각되는 증상 특히 치매나 운동장애가 심하면 전형 적인 미나마타병 증상이 증명되기 어려워진다. 게다가 고혈압과 안저에서 동맥경화가 증명되면, 그것들에 감추어져서 진단은 점점 더 곤란하게 된다. 또한 뇌졸중 발작이 있거나 편마비가 확인되는 경우 종래는 미나마타병과는 다른 것으로서 취급되어 왔던 것이다.

그러나 니이가타의 경험으로부터 다시 한 번 상세하게 재검토해 보면, 편마비가 와도 편마비가 오지 않은 비교적 건강한 쪽의 손발에 말초성의 지각장애가 증명되고 협조운동장애가 증명되거나 난청과 특유의 언어장애가 보이고 침 흘리기 등이 보이는 경우는 미나마타병이 합병 내지는 존재한다고 보는 것이 좋다고 생각된다. 이 편마비 증상을 합병증이라고 볼지 미나마타병의 하나의 증상으로 볼지는 논의해야 하는 부분이지만, 나는 미나마타병의 하나의 병형이라고 보아도 괜찮을 것이라고 생각하게 되었다. 특히 만성기에 있어서 메틸수은이 혈관의 변화를 통하여 뇌의 병변을 진행시킨다고 하는 시라키(白木) 교수(도쿄대)의 사고방식은 주목할 가치가 있다고 생각한다.

전형적 미나마타병마저도 만성기가 되면 지능장애와 성격변화 등 정신증상이 현저해지는 것이다. 이들 정신장애도 대부분은 다른 병으로 간주되어 미나마타병에서 제외되어 왔지만, 기타 뇌기질성 질환과는 다른 특징을 갖고 있으므로 이와 같은 예도 만성기 미나마타병의 하나의 병형으로 주목된다. 또한 경련 발작, 실신 발작, 몽롱해 지는 발작 등도 새롭게 주목되는 증상이다.

추체로증상과 근 위축, 척수증상 등은 미나마타병의 증상 가운데서도 뚜렷하게 진행되는 증상 중 하나로 이 후 더 한층 주목된다. 또한, 기타 여러 가지 자율신경증상, 말초성 순환장애, 근 연축(미세한 경련: twitching), 성기능장애, 관절통, 호르몬 이상 등도 나타나고 있다. 그러므로 중독인 이상 다시 한 번 전신성의 질환으로서 다른 장기에 미치는 영향도 재검토하지 않으면 안 되는 시기가 왔다.

증상은 고정되어 있지 않다

종래 중독이라고 하는 것은 그 원인이 없어지면 병변은 진행하지 않는
다고 생각하는 것이 일반적이었다. 그러나 실은 일산화탄소 중독 등에
있어서도 수년 내지 그 이후가 되어 증상의 진행을 보이는 경우가 있다.
더욱이 배출이 잘 안 되는 메틸수은 중독에 있어서 증상의 악화는 당연히
처음부터 생각할 수 있는 것이었다. 니이가타에서는 초기부터 상세한
추적조사를 실시하였기 때문에 증상의 악화가 확인되고 있다[지발성(遲發
性) 미나마타병]. 미나마타에 있어서는, 미량의 수은이지만 계속 먹어왔으
므로 결코 증상을 고정적으로 취급해서는 안 된다. 그런데도 미나마타의
경우 증상은 고정되거나 좀 나아진다는 식으로 일반적으로 믿고 있었다.
확실히 지금까지 우리들이 보아온 미나마타병은 고정되거나 낫는 예가
많다. 그러나 그것은 초기에 발견된 중증 사례뿐으로, 그보다 악화되면
사망하였으므로 살아남은 사람들에 대해서만 생각해 보면 실제로 고정
내지는 나아지는 예가 많은 것이다. 최근 문제가 되고 있는 환자들은
초기에 증상이 가볍거나 없었던 사람들이므로 압도적으로 악화되는 예가
많다는 것은 이런 이치에서 보면 명백한 것이다. 제1장에서 아세틸렌가스
중독이라고 진단된 하마모토(浜元) 씨(1955년 7월 발병)의 경우를 서술하였
지만, 그는 확실히 한때 저린 느낌이나 언어장애 및 운동실조는 가벼워졌
다. 그것은 그가 1964년 대형자동차 면허를 딸 정도로 나았다는 것으로도
알 수 있다. 그런데 1965년경부터 다시 증상이 악화되어 양 하지에 심한
운동마비가 점점 진행되고 있다.

Y군(1956년 11월 발병)은 소아 미나마타병이다. 그도 운동실조와 언어장
애 등은 좀 나았다. 그리고 중학(특수학급) 졸업 후, 어느 콘크리트 벽돌
공장에서 지극히 간단한 작업에 종사하고 있었지만, 콘크리트 벽돌을
자주 떨어뜨려 발을 다치곤 하여 그만두었다. 내가 격려하러 가보니 그는

"힘이 없어지고 손발이 씰룩거려요"라고 호소하였다. 그를 진찰해 보고 깜짝 놀랐다. 어깨부터 상완, 대퇴에 걸쳐 현저하게 근 위축이 진행되고 있었다. 그리고 힘은 몹시 약해져 있었다.

또 태아성 미나마타병인 아이를 가진 모친의 가벼운 미나마타병의 증상에 대해서는 1962년에 내가 그것을 기록하였던 것이지만, 최근 이들 모친들을 진찰해 본 결과 대부분 증상이 진행되고 있었다.

결론적으로 말하자면, 미나마타병의 증상은 결코 고정적으로 파악할 수 없다. 뇌의 기질성 질환, 특히 이와 같은 중독의 경우 그 임상증상의 파악은 10년 단위로 생각하지 않으면 안 되는 것이다.

X. 미나마타병은 끝나지 않았다

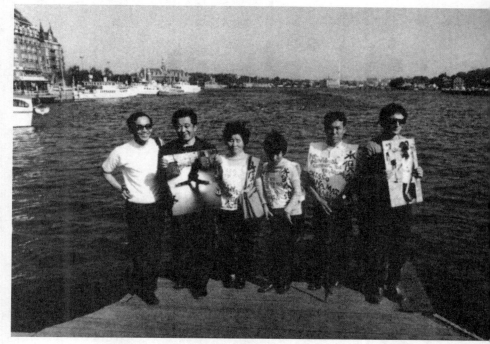

스톡홀름에서, 왼쪽부터 필자, 우이(宇井), 사카모토(坂本) 모자, 하마모토(浜元) 씨

국제환경회의에 참가하여

미나마타병 환자 스톡홀름에

1972년 6월 3일, 미나마타병 환자인 하마모토 츠기노리(浜元二德) 씨, 태아성 미나마타병 환자 사카모토 시노부(坂本しのぶ) 양과 그녀의 어머니 세 사람이 하네다 공항에서 스웨덴의 수도 스톡홀름으로 출발하였다.

스톡홀름에서는 1972년 6월 3일부터 2주일간 UN 주최의 환경문제회의가 열리게 되어 있었다. 그 기간과 병행하여, 시민 및 학자 등에 의한 민간 국제환경회의가 열릴 예정으로, 전 세계 사람들이 모이는 이곳에서 직접 환자의 입으로 미나마타병의 비참함을 호소하려는 것이었다.

최초로 이 제안을 한 것은 도쿄대 자주(自主)강좌의 우이 준(宇井純) 씨였다. 환자와 지원단체의 사람들은 우이 씨의 이 제안을 검토한 뒤에 세 사람을 파견하기로 결정하였다. 그 이야기는 내게도 전달되었고 동행해 달라는 부탁을 받았다. 처음에 나는 이 시도에 상당히 비판적이었다. 그것은, 몸이 편치 않은 환자들이 이국의 긴 여행을 견딜 수 있을지, 특히 식사 문제(나 자신 처음의 해외여행 시 꽤 힘들었던 경험이 있었으므로) 등이 있다는 것, 환자들이 남의 조롱감이 되지는 않을까, 매스컴이나 일부의 사람들에게 이용되지는 않을까 하는 것과 인권을 까다롭게 이야기하는 외국인들이 환자들을 데리고 간다는 것에 대해 일본과는 다른 반응을 나타내지는 않을까 등의 걱정이 있었던 것이다. 그러나 이것은 최종적으로는 환자들 자신이 결정할 문제였다. 환자들이 스톡홀름에 가기로 결정하고, 그 곁에서 시중드는 것을 겸하여 나 자신도 환경회의에 출석하기로 결정하였다.

일본의 할복

스톡홀름의 6월은 1년 중에서 가장 좋은 날씨로 거리의 신록 속에 형형색색의 꽃이 활짝 피어 있었다. 공기 좋고 물이 깨끗한 이 멋진 환경과 미나마타병의 만남은 처음에는 냉소적이고 이상한 느낌마저 들었다. 그러나 미나마타병에 대한 관심은 매우 높고 미나마타병에 대한 이해도 놀랄 정도였다. 그것은 바로 전에 스웨덴 국영 텔레비젼에서 미나마타병이 수회에 걸쳐 방영되었다는 것과 미나마타를 자주 방문한 ≪Expressen≫지 보 군나손(Bo Gunnarsson) 기자의 『일본의 할복』이란 책이 많이 읽혀진 때문이기도 했지만, 스웨덴에서도 수은 오염이 큰 사회 문제가 되어 관심이 높았던 것이라고 생각된다. 군나손 기자의 책은 미나마타병 문제를 취급하고 일본의 공해와 가해자 기업의 자세를 날카롭게 다룬 것이다(그 내용의 일부가 ≪주간 분슌(文春)≫ 1971년 7월12일 호에 게재되었지만, 미나마타 시, 이즈미(出水) 시에서는 그 반향을 두려워한 칫소가 그 호를 다 사버렸다. 그러나 시민회의가 그것을 알아 전단으로 폭로하여 문제가 되었다). 자세히 소개할 수는 없지만 다음과 같은 논조였다.

군나손 1957년에 수은이 원인이라고 알아챘음에도 불구하고 3년간이나 계속 흘려보냈군요.

히가시히라(東平) 칫소 미나마타 지사 총무부장: 확증이 아무것도 없었습니다. 생각해 보세요. 1959년 가을 이래 병은 발생하지 않았어요. 그러나 그때 싸이클레이터를 부착하였지요. 4억 엔이나 들었어요. 주민을 지키기 위하여 할 수 있는 것은 해왔습니다.

군나손 그러나 현재는 칫소의 수은 방류가 미나마타병을 일으켰다는 것은 인정하고 있네요.

히가시하라 네, 관련은 있을지도 모르겠군요. 그러나 그 외에도 여러 가지 요인이 있었지요. 원인의 이분의 일, 혹은 사분의 일이 다른 독성물질 때문일지도 모른다는 것은 우리들로서는 알 수 없으니까요. 다른 곳으로부터 방출되었을지도 모르기 때문이에요.

군나손 가까운 곳에 공장이 있나요?

히가시하라 없습니다. 재판에서 자세히 언급하게 되므로 이 이상 설명할 수 없습니다.

군나손 미나마타에서 잡은 생선을 어부들은 계속 먹고 있나요?

히가시하라 네, 그것은 우리가 비판해야만 하는 점이죠. 단적으로 말하자면 그들은 바다에 떠오른 죽은 어류를 먹은 것이에요. 하지만 그런 것을 재판에서 이야기하기는 어려운 일이죠. 일반 사람들에게 상대측에 대하여 나쁜 인상 - 마치 짐승 같은 - 을 가지게 하는 것이 됩니다. 1958년 이후 병의 원인이 죽은 생선을 먹었기 때문인지 수은 때문인지 모르는 것이에요. 1958년 이후에 발병한 사람에 한해서 말하자면, 보상금을 받을 수 있다는 것을 고맙게 생각해야 되는 거지요.

군나손 1959년의 어린이 한 사람당 3만 엔이라고 하는 보상금은 충분하다고 생각하나요?

히가시하라 당시 돈의 가치로 보자면 괜찮은 거지요. 피해자 가족은 기뻐했지요. 의료비는 무료고 미나마타에 병원을 만든 것도 회사입니다. 우리들은 할 수 있는 것은 다해왔습니다. 그들이 가난하지 않았다면 좀 더 보상금을 받을 수 있었지요. 일본에서는 손해배상은 수입에 맞추어 산출합니다. 미나마타의 어부는 매일 매일의 식사대를 버는 게 고작이었어요. 그들 장래란 아주 한정된 것이었던 거죠. (『일본의 할복』, 「살인피고와의 인터뷰」, ≪주간 분슌≫)

이 인터뷰의 내용이 얼마나 정확한지 나로서는 알 수 없다. "통역이 엉터리로, 그와 같은 것을 말한 기억이 없다"고 회사 측은 반론하고 있다. 그러나 나도 스톡홀름에서 만나고 왔지만 군나손 기자의 부인은 일본인이었고 그때 통역을 한 것도 그녀였다는 것을 덧붙여 둔다.

어쨌든 『일본의 할복』은 지금도 여전히 스톡홀름의 서점에서 팔리고 있다. 스웨덴 사람들은 미나마타병을 통하여 일본에서의 공해와 기업의 현황을 아주 이해하기 힘든 기묘한 불가사의한 일로서 흥미를 나타내고 있는 것이다. "칫소란 어떤 회사입니까?"라는 질문을 자주 받은 것도 그런 사정에 의한 것이라고 생각된다.

일본의 날

6월 5일 밤, 우이 준(宇井純) 씨 등의 노력으로 일본의 공해를 총정리했다. 이타이이타이병, 카네미 유증(油症: PCB 중독) 등 세계에서 유례없는 공해병 환자가 연이어 전 세계 사람들 앞에 나타났다. 영화, 슬라이드와 해설 후에 하마모토(浜元) 씨가 일어섰다.

"여러분, 제가 미나마타병 환자입니다. 세계의 여러분들에게 이 불편한 몸을 보여드리기 위해 왔습니다. 공해의 무서움을 알리려고 말입니다. 여러분과 함께 지구상에서 공해를 없애는 운동을 하고 싶습니다"라고 말하고, 연단에서 내려와 회의장을 다리를 끌고 다니면서 걷는 것을 보여주었다. 회의장은 무거운 한숨 소리 뒤에 물을 끼얹은 것같이 조용해졌다. 그는 그 후 절절히 환자의 고통을 호소하고 그리고 투쟁의 경과를 이야기했다.

사카모토 시노부(坂本しのぶ) 양의 어머니도 연단에 섰다. "이 아이 언니가 다섯 살 때 미나마타병으로 죽었습니다. 그 아이가 환생한 것처럼 태어난 이 아이에게 기대를 하였지요. 그런데 6개월이 되어도 목을 가누

지 못하고 눈도 보이는지 안 보이는지도 모르겠고 손발도 움직이지 않아서 의사에게 갔더니 뇌성 마비라고 하더군요 그로부터 7년이나 지나서야 제가 모르고 먹은 생선 속에 있던 수은이 뱃속에서 이 아이의 뇌를 손상시켜 태아성 미나마타병이 된 것을 알았습니다……" 어머니의 호소는 계속되었다. "여러분, 이 아이는 태아성 미나마타 병중에서도 가벼운 축에 속합니다. 미나마타에는 더 심한 어린이도 있습니다. 이러한 사례는 우리들만으로도 족합니다. 전 세계의 여러분들에게 호소합니다. 이와 같은 고통은 우리들만으로도 충분한 것입니다." 회의장은 뭐라 말할 수 없는 충격상태에 빠졌다. 나는 하마모토(浜元) 씨, 사카모토(坂本) 씨를 물끄러미 바라보면서 이때만큼 이 사람들이 크게 보인 적은 없다고 생각하였다. "잘하셨어요. 여기 오기를 잘했네요"라고 혼자서 중얼거렸다. 16년의 미나마타병 역사가 육중하게 다시 살아 돌아왔다. 이 사람들은 피해자라고 하는 입장을 완전히 극복하고 스스로 공해와 투쟁하는 인간으로서 크게 성장해 있었던 것이다.

나는 가지고 간 1962년에 촬영한 태아성 미나마타병 환자의 필름을 보여주었다. 나중에 많은 사람들로부터 문의가 있었다. 군나손 기자의 창백한 얼굴이 굳어지며 "충격적이다. 전 세계 사람들에게 보여주고 싶다"고 말하던 것이 인상적이었다.

환경광장에서

스톡홀름에서는 여러 사람들과 만났다. 학자도 있고 시민도 있고 학생들도 있었다. 나의 불충분한 어학 실력으로 미나마타병의 의학적인 실태를 전부 이야기한다는 것은 도저히 불가능했다. 그러나 상대가 정말로 알고 싶어 하며 다가올 때 언어를 넘어서 뜻이 통하는 것을 느꼈다. 때로는 새벽 3시경까지 이야기한 적도 있었다. 호텔에 돌아 올 때는 여명이 밝아

오고 기분 좋은 피로감과 동시에 정말로 서로 대화할 수 있었다고 하는 충실감에 차 있었다. 형식적인 학회, 토론 부재의 학회에 익숙한 나로서는 이 자유롭고 형식에 매이지 않는 환경광장에서의 집회와 토론회는 실로 매력적이었다. 회의장에서의 질문에 내가 막히면 도와주러 온 유학생이 나서서 해결해 주었다. 회의장 속에서 상호 토론이 시작된다. 문헌을 보내달라고 하는 학자가 온다. 저녁을 같이 먹자는 사람이 온다. 뭐가 뭔지 모르는 사이에 하루하루가 지나가 버렸다. 6월 14일에 '우리들의 환경에 있어서 중금속의 독성에 대하여'라고 하는 심포지엄이 환경광장의 대회의장에서 미국의 버그(W. Berg) 교수의 사회로 열렸다. 주된 테마는 수은, 카드뮴, 납이었다. 일본에서는 나와 우이 준(宇井純) 씨, 오기노 노보루(荻野昇) 선생님 세 사람이 참가하였다. 이와 같은 시민·연구자의 집회에 외국에서는 많은 학자가 참가하고 있었으나, 일본에서의 참가는 적었으며 특히 의대 관계 학자의 참가가 없는 것이 섭섭했다. 의학을 얼마나 적극적으로 사회에 활용할 것인가 하는 데서 학자의 자세 차이를 본 느낌이 들었다. 그 후 카롤린스카(Karolinska) 대학의 프리버그(L. Friberg) 교수의 도움으로 환자들과 같이 대학에 가서 임상 강의를 한 것도 나로서는 좋은 추억이 되었다.

테닝(S. Tejning) 박사

일본을 출발할 때부터 꼭 만나고 싶은 사람이 한 사람 있었다. 그는 룬드(Lund) 대학의 직업병 주임교수인 테닝 박사였다. 그를 만나고 싶었던 것은 그가 뿌리부터 임상가라는 것, 스웨덴에서 메틸수은 중독 환자를 가장 많이 진찰하였다는 것, 스웨덴에서 수은의 기준(허용량)을 정할 때 생선 속의 수은의 허용기준 1ppm을 0.5ppm으로 하자고 주장했다는 것 등을 우이(宇井) 씨에게서 들었고, 스웨덴에서 발간한 「유기수은 보고서」

(Methylmercury in fish, Stockholm, 1971)를 통해 그를 알고 있었기 때문이다.

우이(宇井) 씨의 소개로 만났지만, 미나마타병 환자분들이 와있다는 것과 더욱이 PCB 중독의 카네미 유증 환자가 와있다는 것을 듣고, 그는 마침내 우리들의 호텔로 같이 묵으러 왔던 것이다. 그의 진찰은 참으로 세밀하고 정중하여 정말로 고마웠다. 하마모토(浜元) 씨 등도 외국의 의사에게 너무나도 정중하게 진찰받았다며 기뻐하였다.

나와 테닝 박사와의 대화는 서로 영어가 서툴러 제3자가 들으면 이상했을 것이다. 그래도 마음이 통하니 신기했다. 그의 임상적 경험의 풍부함은 그가 1940년대의 농업에 의한 메틸수은 중독 환자를 찾아낸 것을 봐도 명백한 것이었다. 그 환자 발견 시의 이야기를 들었다.

그 당시 그는 아무래도 메틸수은 중독인 것 같은 환자를 보았지만, 처음에 어디에서 메틸수은에 오염되었는지 알 수가 없었다. 그는 자동차를 몰고 그 환자의 집으로 달려가 집을 뒤져서 주방의 선반 위에 있던 메틸수은에 오염된 보리 종자를 발견하였던 것이다. 그 환자는 채식주의자로 가족과는 별도로 이 보리 종자를 요리에 사용하고 있었다는 것도 알았다. 부인은 환자만큼 엄밀한 채식주의자가 아니어서 거의 보리 종자를 먹지 않았으며 증상도 없었다. 그러나 후일 태어난 아이에게 증상이 있어서 태아성의 의심이 갔다고 한다. 어쩌면 세계에서 최초의 태아성 메틸수은 중독일지도 모르지만 그 후의 자세한 것은 알지 못하였다는 것이 유감스런 일이었다. 그는 또한, 그 보리 종자를 취급하고 있는 공장을 거슬러 올라가 조사하였다. 조사해보니, 이전에 직업병으로서의 메틸수은 중독 환자가 발생하여 그가 조사한 적이 있었던 공장이었다. 여기에서 원인이 밝혀졌던 것이다.

미나마타에서의 진단기준이 여기서도

"전날의 심포지엄에서 카롤린스카 대학의 노드버그(Nordberg) 박사가 스웨덴에서는 어패류에 의한 미나마타병은 발생하지 않았다고 보고하였는데 어떻게 생각하나요?"하고 질문하였더니, 테닝 박사는 "그렇게 단언할 수 없다. 매우 의심스러운 환자를 알고 있지만, 증상이 일과성이거나 비전형적이어 결정적 증거를 얻기가 어렵다"고 말했다.

"지금 보고되어 있는 일본의 미나마타병은 아주 전형적인 것과 중증례만 있으므로 일본의 미나마타병을 진단기준으로 하면 진단을 붙일 수 없다고 생각한다. 오히려 미나마타의 환자 가족에서 볼 수 있는 증상을 보면 그런 환자 중에 당신이 진찰한 것과 유사한 정도의 환자가 있을 것이라고 생각한다"하니까, "그것은 실로 흥미 있는 문제다. 꼭 환자를 진찰하러 미나마타에 가고 싶다"고 아주 들뜬 목소리로 말했다.

세계에서 앞으로 문제가 될 미나마타병의 대부분은 1956년 당시의 급성의 중증, 전형예가 아니라 오늘날 미나마타의 환자가족에게 문제가 되고 있는 것과 같은 예일 것이다. 그와 같은 의미에서도 오늘날 미나마타에서 손을 대고 있는 미나마타병 저변의 문제는 중요하다. 미나마타에서의 미나마타병 진단기준이 여기에서도 문제가 되어 있는 것을 알고 우리들의 책임의 중대함을 통감하였다.

수은의 허용량

나는, 또한 "당신은 생선 속의 수은 허용기준이 1ppm이라도 높다고 주장한다고 들었는데 왜죠?"라고 물었더니, 테닝 박사는 "확실한 근거는 유감스럽게도 없다. 그러나 기준이라는 것은 평균으로 생각해서는 안된다. 가장 다량으로 먹은 사람과 가장 손상을 받기 쉬운 사람, 나아가서는

다음 세대(태아)의 경우 등을 생각하면 지나치게 신중한 것은 아니다"라고
했다. 정말 그 말대로 우리들은 숫자의 마술에 속아서 자주 평균치로
사물을 생각하거나 판단한다. 예를 들면, 1일 평균 몇 그램 먹었는지,
몇 ppm까지는 괜찮은가 등등. 그러나 정말은 예외적으로 먹은 사람과
극단적으로 약한 사람에게 기준을 두지 않으면 안 된다. 테닝 박사를
비롯한 과학자의 이와 같은 반대가 있어 스웨덴 정부는 생선의 섭취량을
1주일에 1회, 게다가 500그램으로 제한하지 않을 수 없었던 것이다. "일본
에서는, 잡은 생선에 포함되어 있는 수은의 평균치가 1ppm 이하(현재는
0.4 ppm – 역자주)이면 괜찮고 생선을 섭취하는 양에는 제한을 가하고 있지
않다"고 하니까 "양에 제한을 가하지 않는 것은 말이 되지 않는다"고
잘라 말했다.

원래 세계 각국의 기준(허용량)은 미나마타를 참고로 하여 결정하고
있다. 예를 들면, 스웨덴 정부 공문서에는 "미나마타에 있어서 발병자는
일반적으로 매일 수은을 27-102mg/kg을 포함한 생선을 먹고 있었다. 평균
치는 약 50mg/kg이 된다. 약리학적인 경험에서 판단하면, 미나마타에서
실측된 수은 농도의 10분의 1, 즉 5mg/kg까지 수은 농도를 줄이면 중독
증상은 일어나지 않는다고 생각하여도 좋다"고 기재되어 있다. 따라서
그 당시의 미나마타의 급성 중증 중독을 기준으로 하여 수은의 허용량을
생각하고 있었다. 여기에서도 또 미나마타는 세계의 기준이 되어 있다.
그 기준이 되는 미나마타에는 상당이 많은 환자가 있는데 그 실태는
아주 일부밖에 알지 못하고 있다고 말하면 전 세계 사람들은 뭐라고
할까? 그러나 그것은 그렇다 해도, 만약 기준 이하의 것을 10년간 계속
먹게 되면 어떻게 되는지 등 만성 중독에 관하여 우리들은 전혀 자료를
가지고 있지 못한 것이다. 앞의 환경광장의 심포지엄에서도 주로 문제가
된 것은 미량 장기 오염에 의한 만성 중독의 문제였다. 현재 미나마타의
어패류는 확실히 기준 이하이고 고양이의 발병은 보이지 않는다. 따라서

1956- 8년경에 생긴 것과 같은 미나마타병은 발생하지 않을 것이다. 그러나 10년 후 어떻게 될지는 아무도 모르고 안전에 대한 보증도 없다. 그것을 확실히 인식하지 않으면 안 된다. 최근 발병했다고 생각되는 증례를 어떻게 해석할 것인가? 나는 미나마타로부터의 문제 제기로서, 미량 장기 오염에 의한 만성 중독의 문제를 포함하여 모든 독성물질의 허용량을 재검토할 필요성을 서술하였다. 그와 같은 의미에서도 미나마타에서 이후의 임상적인 연구를 세계의 임상연구자가 모두 주목하고 있다고 할 수 있다.

환자들과 함께 지낸 스톡홀름에서의 2주일은 나로서는 아주 뜻 깊은 것이었다. 일본에서도 자주(自主)강좌의 사람들 및 시민회의의 사람들의 많은 지원을 받았지만, 스톡홀름에서도 일본인을 비롯하여 많은 스웨덴 시민의 따뜻한 호의에 둘러싸여 우리들은 행복하였다. 그러나 우리들은 미나마타병의 의학적, 사회적 문제의 해결은 역시 우리 자신의 손으로 미나마타에서밖에 해결할 수 없다는 것을 다시 한 번 결의하였던 것이다.

미나마타병 재판과 의학

재판의 쟁점

미나마타병 재판에 있어서 쟁점은 이미 서술하였듯이 칫소에 과실이 있느냐 없느냐 였다. 처음에 칫소는 인과관계에 대해서도 일부 다툴 태세였지만, 1971년 2월 5일 제 10회 구두변론에서 "미나마타병의 원인은 미나마타공장의 아세트알데히드의 제조 공정 중에서 생성되는 염화메틸수은이다"고 니시다(西田) 전 공장장이 증언한 이래 오로지 쟁점은 과실여부와 위로금 계약으로 좁혀졌다. 니이가타의 미나마타병 재판이 인과관계에 쟁점이 있었기 때문에 원고 · 피고 모두 과학자 증인을 연이어 등장시켜 마치 법정이 과학논쟁의 장 같은 모습을 보인 것과는 매우 대조적인 것이었다[단 칫소는 최초 토쿠오미(德臣), 타케우치(武內), 키타무라(喜田村), 이루카야마(入鹿山) 쿠마모토 의대의 인과관계에 공이 있는 네 명의 교수를 증인으로서 신청해 왔다. 그것은 이 네 교수가 원인규명에 얼마나 긴 시간, 피나는 고생을 했는지를 증언하게 함으로써 칫소는 "이와 같은 대 선생님들조차 이렇게 고생하여 겨우 밝히게 된 것을 어떻게 우리가 예상할 수 있겠습니까?"라고 자신의 무과실=불가항력을 주장하고 싶었던 것이다]. 4대 공해 재판 중에서 이 정도로 의학자가 등장하지 않는 재판도 유례가 없을 것이다. 그런데 마침내 종반 가까이에 피해 실태 입증 단계가 되어 의학자에게 순서가 돌아왔다.

장애 실태 파악은 생활 속에서

1972년 7월 24일부터 30일까지 미나마타에 있는 환자의 자택에서 본인 심문을 실시하였다. 이 7일간 나는 의사로서 심문에 입회하였다.

나는 원래 신경정신과 의사이지만 신경학의 전문가는 아니다. 신경과와 정신과는 자주 혼동되고 원래 이 두 개의 과는 그렇게 엄밀하게 분리할수 없는 면은 있지만, 오늘날 신경학의 진보는 눈부셔서 정신과와 함께두 가지 일을 다 해낼 수 있는 수준이 아니다. 적어도 학문의 추세로는신경학과 정신의학은 분화하여 가는 숙명에 있다. 따라서 나의 신경학의지식은 어디가지나 정신장애를 진단하는 데 있어서 필요한 보조적인기술이다. 그러나 정신과의 진찰에 있어서 신경증상(신체증상)을 보지 않은 진찰법은 존재하지 않는 것이다. 신경학의 기초 지식이 없는 정신과의사는 매우 위험하다. 왜냐하면, 뭐든지 정신증상으로 치부해 버리는경향이 있기 때문이다.

나는 이번 재판의 심문 때만큼 자신이 신경정신과여서 잘됐다고 자랑스럽게 생각한 적은 없었다. 양다리를 걸친다는 것은 학문적으로는 미분화상태일지라도 통합된 힘을 발휘할 수 있다고 생각했기 때문이다. 환자의 생활실태를 통하여 미나마타병의 장애를 보면, 단순히 신체적인 기능장애(신경과적인 입장)의 한 면을 보는 것만으로는 그 실태를 충분히 밝힐수 없고, 정신을 가진 인간으로서 종합적인 기능장애를 함께 보지 않으면안 되기 때문이다.

우리들은 어느 인간의 장애 정도에 조심성 없이 중증이라든지 경증이라든지 하는 차이를 두는 것에 길들여져 있다. 역시 전통적으로 우리들은신체기능의 측면에서 판단을 한다. 다시 말하자면, 누워서 일어나지 못하는 사람이 일어나서 걸어 다니는 사람보다 중증이다, 집에 있는 사람이일을 하러 다니는 사람보다 중증이다 등등이다. 이것은 우리들 의학이 인간을 하나의 움직이는 혹은 노동하는 기계로서 보아온, 바꾸어 말하면 인간=노동력으로서 보아온 역사 탓일 것이다. 이러한 인간관을 의학자 자신이 변혁해야 하는 것이 아닐까? 이 생각은 현재 어쩌면 충분히 지지받지 못할지도 모르지만, 미나마타병 재판 중에서 그와 같은 주장을 한 인간이 있었다는 것은 역사에 작게나마 남을 것이라고 생각한다.

나는 재판정에서 미나마타병의 위중함은 신체적인 장애와 더불어 정신면에서의 큰 장애에 있다는 것을 강조하였다. 그것은 환자를 앞에 두고는 너무 말하기 힘든 것이었고, 종래의 사고방식에서 보면 의사의 윤리에 반하는 것과 같은 아슬아슬한 면이 있었다. 그러나 나는 굳이 그것을 밝혔다. 즉, 사회적으로 재판 기록으로서 여기에서 정확하게 이 미나마타병의 진정한 피해 실태를 후세에 남기지 않으면 안 된다고 생각했기 때문이다. 미나마타병의 의학의 영역에서마저 개개 증례의 상세한 보고, 예를 들면, 최초 어떤 증상으로부터 시작되어 어떤 경과를 거쳐 구체적으로 일상생활에 어떠한 지장이 있는지 등의 기록은 매우 불충분하다. 병의 증상의 출현빈도를 퍼센트로 나타내는 방법으로는 병의 실태를 다이나믹하게 파악하는 것이 곤란하다.

증상 파악은 생활 속에서

대리인   요리는 할 수 있나요?
환자 S   네.
대리인   재봉이나 청소는?
환자 S   할 수 있어요.
대리인   결혼하셨나요?
환자 S   네.

이와 같은 형식적인 방법으로는 긴 세월 미나마타병의 무거운 십자가를 지고 온 환자의 실태를 밝힌다는 것은 불가능하고, 또 의학적으로도 종래의 진단서와 같이 "시야협착, 가벼운 언어장애 및 지각장애, 손가락-코 테스트 대략 정상, 연속 길항운동 불능증" 등으로는 그 병의 상태를 두드러지게 나타내는 것은 불가능하다. 결국은 1964년 1월의 미나마타 공장의 미나마타병 환자 일람표처럼 "가사 전반의 일을 하고 있다. 외견은 아무렇지도 않다"라는 평가가 되어 버린다. 요리를 할 수 있다고는 하지만 무엇을 할 수 있는지? 매일 매일 만들 수 있는 것이라고는 야채볶음과 된장국이다. 프라이팬의 모서리에 계란을 깨서 단번에 내용물을 팬에 떨어뜨리는 등의 섬세한 동작은 불가능하므로 계란 요리도 할 수 없다. 토란 껍질 벗기기도 할 수 없고, 잘게 써는 것도 할 수 없다. 손은 화상과 베인 자국으로 상처투성이가 되어 있다. 청소라고 해도 방의 한가운데만 깨끗할 뿐 늘 더럽다. 스커트의 단을 꿰맸다고 하지만, 2시간이나 걸렸는데도 보면 10센티 간격의 홈질로 한눈에 마치 어린이가 한 것 같은 바느질 솜씨이다. 더욱이 늘 비틀비틀하고 저기 가서 수다를 떨고 여기 와서 수다를 떠는 등 시간에 대한 개념이 없다. 집 주위를 좀 깨끗이 하거나 세탁을 하는 등 스스로 알아서 하는 것이 없고 식구들이 시켜야 겨우 한다. 그것도 너무 귀찮게 자꾸 말하면 불끈 화를 내고 만다. 이와 같은 증상은 진찰실에서는 찾아내기 어려운 것이다. 미나마타병이기 때문에 혹은 재판 중이기 때문에 이것을 강조하고 있는 것은 아니다. 진찰실 안에서만 증상을 파악하거나 검사 데이터만으로 증상 정도를 생각해 온 나 자신의 의학에 대한 반성이기도 하다.

대리인　일은?

환자 H　키타큐슈(北九洲)에서 선원을 하고 있습니다.

대리인　어떤 일입니까?

환자 H   조타수와 갑판청소입니다.

이렇다면 정말 한 사람의 훌륭한 바다의 사나이여야 한다. 의사의 기록
에도 "치유되어 현재 일을 하고 있다"고 기재되어 있다. 자세히 보면
유감스럽게도 그가 타고 있는 것은 엔진이 없는 배로 5, 6척을 같이
연결하여 맨 앞의 보트가 끌어당기며 가는 화물 배이다. 정해진 곳에서
화물을 싣고 화물을 내리고 배 바닥에 물을 뿌려 씻어낸다. 이와 같은
매우 단순한 작업이다. 그래도 그는 접안 벽에서 배로 옮겨 타는 데 자주
실패하여 바다에 떨어져서 다른 환자들처럼 손발은 상처투성이인 것이다.
시계를 최근 겨우 볼 수 있게 되었지만 두 자리 이상의 계산을 할 수
없고 글씨도 읽을 수 없다. 시야는 보통 사람의 삼분의 일이다. 이와
같은 후유 증상의 심각함은 몇 번이나 면접한 변호사와 늘 만나고 있는
지원단체 사람들조차 정확하게 파악하고 있지 못한다. 그것은 본인이
오로지 숨기는 데 급급하기 때문이다. 나는 그것을 드러내 보이는 잔혹한
행동을 하지 않으면 안 되었다. 나는 그들이 그와 같은 후유증을 사람들에
게 감추고 용기를 내어 그것을 뛰어넘으려고 보통 사람 배 이상의 노력을
하고 있는 모습을 남모르게 알고 있었다. 그럼, 보상금을 조금이라도
더 많이 받게 하기 위하여 그 실태를 밝히지 않으면 안 되는 것일까?
그것은 아니다. 만약, 보상금만을 위해서라면 그들 자신이 숨기고 있는
것을 왜 내가 드러낼 필요가 있을까? 나는 나 자신이 찾아낸 증상을
그것이 존재하는 이상 있다고 하지 않으면 안 되었던 것이다. 내가 본인의
증상이 겉보기 이상으로 심각하다는 것을 재판에서 설명한 뒤에 젊은
환자 C군은 내게 "역시, 자동차 면허는 딸 수 없겠지요?"라고 실망한
얼굴로 심각하게 물어왔다. 나는 말문이 막혀 대답할 수가 없었다. 확실히
말하자면 안 되는 것이다. 나는 그 말을 할 수가 없어 "음, 교통법규
공부부터 시작해 보면 어떨까?"라고 힘들게 대답을 한 것이다.

특히, 뇌의 발달 도중의 과정에서 외부로부터의 원인(미나마타병의 경우, 메틸수은)에 의해 손상을 입은 경우에는 일견 아무렇지도 않게 보이지만 장애가 매우 심하다. 게다가 어떤 부분의 기능은 꽤 가지고 있는 데도 불구하고 어떤 기능은 극단적으로 파괴되어 있기도 하다. 이런 것을 파악하는 것은 역시 전문적인 기술을 필요로 할 것이다. 그와 같은 의미에서 환자로서는 이런 측면에서 내가 필요하고, 또한, 미나마타병을 생활실태 속에서 정신 · 신체의 양면에서 파악하여 온 의미에서도 내가 적임이라고 자부하여 열심히 하였다.

의학은 중립적인가?

7일간의 본인 심문은 나로서는 정신적으로도 육체적으로도 매우 큰 부담이었다. 그러나 가장 괴로웠던 것은 자신의 감정을 억누르고 냉정하게 행동하지 않으면 안 되는 일이었다. 카미○치○ 양의 누운 채로 생활하는 모습을 보고 "이 환자는 태내에서 메틸수은 때문에 대뇌가 광범위하게 파괴되어 스스로 움직일 수 없고 돌아눕는 것조차 할 수 없습니다. 말도 못하고 대소변은 기저귀를 찬 채로 보고 사지의 변형이 현저하며 원시 반사가 나타납니다. 원시 반사란 신생아에서 보이는 것처럼 뇌의 미발달 상태일 때 보이는 반사로 입에 손을 가져가면 빨려 하는 반사와 손바닥에 손가락을 넣으면 쥐어버리는 반사를 말합니다. 즉, 뇌의 발달이 생후 6개월 미만의 상태로 정지되어 있는 상태로……" 운운. 이 얼마나 김빠지는 일인가.

"이것은 병이 아닙니다. 살인입니다. 범죄입니다"라고 부르짖고 싶은 충동에 몇 번이나 사로잡혔지만, 어찌할 수 없는 분노를 어딘가에서 식히지 않으면 안 되었다. 냉정을 잃고 감정적으로 되는 것이 의사로서의 공정함이 결여된 것으로 간주될까봐 두려웠다. 그러나 이 같은 경우,

의사로서는 분노하는 것도 일체 허용되지 않는 것일까. 환자와 함께 화내기도 하고 울기도 하는 것이 학자로서 실격이라면 학자가 아니라도 좋다고까지 생각하였다(별로 자신을 학자라고는 생각하고 있지 않지만). "환자 쪽에 붙었다고 생각되어서는 곤란하다"라는 생각도 있었지만, 환자 쪽에 붙었다고 한다면 왜 내가 증언으로 말한 사실이 사실인데도 마치 사실이 아닌 것으로 받아들여지게 되는 걸까. 내게는 알 수 없는 재판의 기술인가. 또 의학의 공정함이나 중립성을 말하지만 그런 것이 원래부터 존재하기나 한 것일까?

제48회 구두변론

1972년 9월 7·8일 양일간 미나마타병 재판 개시 이래 처음으로 의학적인 구두변론이 있었다.

7일, 나는 "미나마타병이란 환경오염을 통하여 과거, 현재, 장래에 걸쳐 메틸수은에 의해 초래된 건강 파괴의 모든 것"이라고 정의하고, 미나마타병의 피해 실태는 그 끝을 알 수 없는 것으로 현재 의학의 수준에서 파악하고 있는 것은 실로 빙산의 일각이라는 것을 강조하고, 미나마타병 전체로서나 혹은 한 사람의 미나마타병 환자 개인으로서도 밝혀지지 않은 것이 많다는 것을 실례로 들어 증언하였다. 또한 의학적으로 어느 기능에서 본 증상 정도(가볍다, 무겁다)는 존재하지만, 질이 서로 다른 기능을 비교하는 것은 곤란하다. 더욱이 미나마타병은 몇 가지 장애가 중복되어 있으므로 그것을 전체적으로 보려고 하면 더욱 더 곤란하다. 어떤 인간의 장애는 단순히 진찰 소견과 검사 소견만으로는 아무리 해도 충분히 파악할 수 없는 점이 있다는 것 등을 증언했다.

"한 번 파괴된 신경세포의 회복은 매우 곤란합니다. 이와 같은 환자 한사람에 관하여 얼마나 많은 사람들이 치료나 연구를 계속하고 있습니까? 그런데 한편에서는 인간에 의해 이와 같은 환자가 대량생산된다고 하는 것에 도대체 우리들은 무엇을 하고 있는 것일까 라는 생각이 들고 동시에 분노가 치솟아 오릅니다." 겨우 마지막에 가서야 하고 싶은 말의 일부를 말하고 나서 증언을 마쳤다.

다음날인 8일, 니이가타 대학의 츠바키(椿) 교수는 니이가타에 있어서 어떻게 환자 발굴을 진행하였는지 환자 진단은 어떻게 하였는지를 구체적으로 설명하고 미나마타의 미나마타병도 니이가타의 미나마타병과 완전히 동일하다고 생각하며 증상의 출현율과 정도에 차이가 있는 것은 어디까지 찾아내었는가에 의한 것이라고 증언하였다.

"환자의 호소를 자세히 듣고 그것을 단서로 하여 종합적으로 판단하지 않으면 안 된다. 그러기 위해서는 신경학적 지식, 다른 병을 어느 정도 알고 있는가가 중요하다." 또한 "의사가 진실을 알고 싶어 하며 환자에게 다가가면 진실은 반드시 알 수 있는 것이다"라는 증언으로 마무리하였다. 이것으로 3년에 걸친 구두변론은 모두 종료하였다. 재판에서의 변호단의 여러 가지 고생은 미나마타병의 역사에 길이 남을 것이다.

이후 남겨진 문제

대학에서의 의학

미나마타병이 큰 사회 문제가 된 이상 미나마타병과 관계를 가진다는 것은 종래의 소위 학자의 입장에서 보면 정말로 번거로운 일이 많다고 생각한다. "미나마타병의 실험적 연구는 하더라도 임상적 연구에는 손을 대지 마라"라는 교훈이 쿠마모토 의대 내부에서는 공공연하게 이야기되고 임상적 연구에 대하여 "그것은 연구가 아니라 사회운동이거나 혹은 현청에서 할 일이다"라고도 하였다. 확실히 임상적 연구에 손을 대면 상대가 인간이고 또 미나마타병 발생의 메커니즘에서 생각하면 좋든 싫든 관계없이 여러 가지 사회적인 문제에 말려들어 간다. 실험실 연구보다 훨씬 더 고생이 많으며, 시간을 허비하는 데 비하여 성과는 빈약하다.

그러나 학원분쟁 사태 속에서, 대학이 지역사회에서 유리되어 있는 것을 반성했던 것은 단순히 말에 지나지 않았던 것인가. 이와 같이 지역이 안고 있는 의학상의 큰 문제야말로 그 지역 대학의 의대가 가장 책임을 가지고 추구해야 하는 문제가 아닐까? 오히려 가까이 있는 우리들보다도 미국이나 스웨덴 등 외국의 학자들이 미나마타병이 갖는 문제점을 바르게 이해하고 있는 것처럼 생각된다. "메틸수은에 관한 실험적 연구는 우리들도 돈을 쓰면 할 수 있지만, 아무리 돈을 써도 할 수 없는 연구는 인간에 관한 연구다"라고 말한 노르웨이의 젊은 연구자의 말이 귀에 쟁쟁하다.

그렇다고는 해도, 지금의 대학 의대에서는 현실적으로 곤란한 조건이 너무 많다. 틈틈이 할 수 있는 연구는 이미 확실히 없어지고 있다. 연구, 교육, 진찰 세 가지의 기능을 동시에 수행하려고 하고 있고 어떤 연구 하나를 봐도 방대하게 연구테마가 넓어지는 데도 기구는 변함없이 몇 십 년 전과 마찬가지다. 이대로는 연구 자체도 막히게 되고 환자로부터는 점점 의학 그 자체가 불신을 받게 되어 의대는 멸망할 것이다. 획기적인 개혁이 필요하다. 의학은 지금 한 번 더 환자 속으로 돌아가 거기에서 현대 의학의 진보에 맞는 분화와 종합을 하지 않으면 안 될 것이다.

원폭 소두증(小頭症)

같은 교실의 이시카와(石川) 선생이 히로시마의 정신병원에 근무하고 있다. 1970년 8월, 그에게서 원폭 소두증 환자가 입원하고 있다는 것을 듣고 히로시마까지 진찰하러 간 적이 있다. 태내에서의 피폭이라는 점에서 나는 태아성 미나마타병과 공통점을 찾아냈고 그 인정기준과 불완전형의 실태를 알고 싶었기 때문이다. 소두증의 경우 두개골의 크기가 문제가 된다(물론, 그것만은 아니지만)고 하면 그 불완전형도 다수 있을 터이고 그 인정기준은 어떤 의미에서는 태아성 미나마타병보다 곤란한 면이 적지 않을 것으로 생각했다. 다행히도 이시카와(石川) 선생의 도움으로 그의 병원에 입원한 환자 이외에 네 명의 환자를 더 진찰할 수 있었다.

여기에서도 나는 인류의 죄악을 보았다. 인간이 인간에게 도전해 온 범죄를 보았다. 원폭에 관해서는 아직 문제는 산적해 있지만, 그 중에 미나마타가 안고 있는 문제에 대하여 몇 가지 시사점을 찾아낼 수 있었다. 미나마타병은 인류가 경험한 환경오염으로서는 사상 최초이고 최대급이며, 방사능 오염도 그 오염의 메커니즘 및 규모에 있어서는 다르지만 인류가 처음 경험한 거대한 환경오염이라고 해도 좋다. 따라서 이후, 피폭자와 오염된 주민이 어떤 경과를 밟게 될지 알 수 없다는 것은 양자 모두 같다. 이 불행한 경험을 교훈으로 살리기 위해서라도 이후 10- 20년 이상 추적 연구하지 않으면 안 된다. 그러기 위해서는 확실히 추적할 수 있도록 장래에 걸친 엄밀한 건강관리가 중요하다. 지금 당장 이 병이 메틸수은과 관계있는지 없는지 판단해 버리고 끝내는 것이 오히려 이상 하다. 예를 들면 고혈압, 간·신장장애, 암과는 관계가 있는지 다음 세대에 는 영향이 없는지 등도 추적하지 않으면 안 된다.

우선 사실의 수집이야말로 서둘러야만 한다. 원폭 때 히로시마(広島) · 나가사키(長崎)에서 취한 방법처럼 모든 질환에 통용되는 원폭수첩 같은 것이 미나마타병에도 필요한 것이다. 인정 여부에 관한 고식적인 것이 아니라 일정한 오염지역의 모든 주민에게 건강수첩을 교부하여 이 사람 들이 전국 어디 가도 장기적으로 건강관리가 될 수 있도록 해야 한다.

국립 수은 중독 연구소

그리고 이 정도로 방대한 주민의 건강의 문제이므로 국가가 책임을 지고 미나마타병 연구 센터를 만들어야 한다(1978년 미나마타 시에 국립 미나마타병 종합 연구센터가 설립됨 - 역자주). 거기에는 모든 주민의 건강관 리에 관한 자료와 환경에 관한 자료, 또한 실제의 치료와 치료에 관한 연구도 거기에서 행해져야 한다. 이것도 원폭연구소로부터 시사를 얻은 것이다. 거기에서는 임상부문 외에 역학, 병리, 화학, 생물학, 유전학 등의 부문도 설치하고, 더 나아가 사회복귀, 개별 사례 상담 부분과의 결합도 생각하지 않으면 안 된다. 이미, 이와 같은 연구는 대학으로부터 독립하지 않으면 안 되는 지경까지 와 있는 것이다.

이후 더욱 더 문제가 되는 것은 장기 미량 오염에 의한 중독이라는 것을 이미 서술하였지만, 그것은 당연히 급성 중독과는 양상이 달라서 어떤 물질에 의한 중독성 질환의 특이성이 없어진 것이라고 생각하지 않으면 안 된다. 즉 일반적으로 존재하는 고혈압과 간장장애 등의 형태로 올 것이 예상된다. 때문에 어떤 조건하에서의 주민들의 건강 왜곡을 정확하게 포착하지 않으면 안 된다. 이후 역학은 점점 중요하게 되어 갈 것이다.

한층 더 생각하지 않으면 안 되는 것은, 대량의 수은으로 오염된 경우는 오염된 본인에게 극심한 중독 증상이 출현하겠지만, 그것보다도 적은 수은으로 오염된 경우, 당사자에게는 그와 같은 극심한 증상이 나타나지 않고 다음 세대에 영향을 미칠 것이다. 즉, 불임, 유산, 이어서 현재 나타나고 있는 태아성 미나마타병과 같은 위중한 선천성 뇌장애가 생길 것이다. 그러나 더욱 더 미량인 경우는 눈에 띄는 신체증상은 보이지 않고 일반적인 정신박약과 감별진단이 곤란한 예가 생길 것이다. 이것은 수은만의 문제가 아니므로, 인류는 서서히 지적 기능 수준 저하를 초래할 것이다. 그렇게 되는 것이 인류로서는 오히려 행복할지도 모른다고 딴전을 부리고 있을 수만은 없다. 지금 사태는 이미 거기까지 와 있는 것이다.

원래 인류는 진화의 과정에서 뇌 혈액 관문(blood brain barrier)과 태반 등, 자연계의 독물이 혈중에서 태내로 침입하거나 태아에게 영향을 주는 것을 방어하는 기능을 획득하여 왔던 것이지만, 메틸수은, PCB, DDT 등 인공적으로 합성되어 자연계에 매우 적거나 존재하지 않는 유기물에 대해서는 전혀 무방비상태이다. 예를 들면, 무기수은이 뇌 내나 태아에게 매우 이행하기 어려운 데도 메틸수은이 잘 침입하는 것이 명백한 예이다. 그것이 메틸수은 중독을 매우 심각한 것으로 만드는 원인이다. 따라서 어느 태아성 미나마타병의 모친이 "이 아이가 뱃속에서 나의 수은을 전부 빨아 먹은 덕분에 나는 그럭저럭 건강합니다"라고 한 말은 사실인 것이다. PCB의 경우도 태아에 농축시켜 태아와 같이 체외로 내보내거나 모유로서 체외로 내보내지 않으면 모체에서 나오기 어려운 것이다. 전율을 느끼게 하는 이야기이다. 모체가 태아를 분만함으로써 체내의 독물을 배설하고 있다는 것은 정말 생물의 종족보존의 법칙에 반하고 있는 것이다. 근대 과학의 발달의 결말은 무릇 이 세상에 살고 있는 모든 생물의 몇 만 년의 생물의 법칙을 거스르고 있는 것이다.

치료에 대한 노력을

우리들 신경정신과 의사는 "한 번 파괴된 신경세포는 회복되지 않는다면, 의학이 살아갈 길은 예방을 철저히 하는 것이다"라고 생각하고 있다. 따라서 미나마타병에 관해서는 기업의 책임을 철저하게 추궁하여 두 번 다시 반복되지 않도록 발생 메커니즘을 단순히 의학적 차원만이 아니라, 사회적으로 병의 뿌리를 뽑아버려야 하는 것이 우리들에게 필요한 것이다. 그러나 신경세포가 복구되지 않는다는 것과 치료법이 없다고 하여 방치해도 좋다는 것은 별개의 문제이다. 타○요시○ 씨는 시야협착을 치료하기 위하여 차를 탔다. 그랬더니 시야가 옆으로 넓어졌다고 한다 (그림 I-2 참조). 믿을 수 없는 사실이지만 그의 시야는 백미러처럼 넓어져 있다. 우리들은 여기에서도 좁은 고정적인 개념으로 사물을 판단해서는 안 된다는 것을 알았다. "나을 리가 없다"라고 미리 단정하지 말고 치료에 대해서도 더 더욱 노력하지 않으면 안 된다.

미나마타병은 끝나지 않았다

미나마타병은 결코 끝나지 않았다. 여기에는 사회적으로도 의학적으로도 지금부터 새롭게 손을 써야 되는 문제가 아직도 산적해 있다. 이 인류 최초의 거대한 환경오염의 결말이야말로 인류의 미래를 상징한다. 그리고 그 결말, 인류의 미래는 우리들 현대에 살고 있는 사람의 손에 맡겨져 있다. 나는 미나마타병을 이야기하는 것으로써 많은 사람들이 각각 자신들의 주위에서 일어나고 있는 여러 가지 건강 파괴 실태를 보다 잘 알고 지금 무엇을 해야만 하는지를 생각하게 하는 하나의 조그마한 자료가 되었으면 하고 바라고 있다. 미나마타병 속에서 존재하는 시커먼 병의 뿌리는 현대 사회 속에서 제3, 제4의 미나마타병을 일으키려고 입을 크게 벌리고 우리들을 기다리고 있는 것이다.

참고문헌 》》

桑原史成. 1964. 『水俣病』. 写真集. 三一書房.

熊本大学医学部水俣病研究班編. 1966. 『水俣病—有機水銀中毒に関する研究』.

宇井純. 1968. 『公害病の政治学—水俣病を追って』. 三省堂.

石牟礼道子. 1969. 『苦海浄土—わが水俣病』. 講談社.

冨田八朗. 1969. 『水俣病　水俣病研究会資料』. 水俣病を告発する会.

首藤留夫. 1969. 『生ける人形の告発—水俣病十五年の記録』. 労働旬報社.

≪告発≫. 水俣病を告発する会. 1969年6月創刊. 月1回発行.

水俣病研究会編. 1970. 『水俣病にたいする企業の責任—チッソの不法行為』. 水俣病を告発する会.

滝沢行雄. 1970. 『しのびよる公害—新潟水俣病』. 野鳥出版.

富樫貞夫. 「水俣病訴訟の問題点」. ≪法学セミナー≫, 1970年10号 부터 1971年10号 까지.

≪公害裁判≫, ≪法律時報≫, 1971年7月臨時増刊号

≪公害裁判≫, ≪法律時報≫, 1972年4月臨時増刊号

原田正純. 1971. 「潜在性水俣病」. ≪科学≫, 41巻5号.

原田正純. 1972. 「16年後の水俣病の臨床的・疫学的研究」. ≪神経研究の進歩≫, 第16巻5号.

水俣病研究会. 1972. 『認定制度への挑戦—水俣病にたいするチッソ 行政医学の責任』. 東京水俣病を告発する会.

熊本大学医学部十年後の水俣病研究班編. 1972. 『十年後の水俣病に関する疫学的臨床医学的ならびに病理学的研究』.

후기 〉〉〉

　처음에 편집부로부터 '미나마타병'에 대하여 써달라고 하는 이야기가 있었을 때 나는 몹시 주저하였다. 그 이유는 첫째로 미나마타병의 전모는 이제 겨우 그 일각이 밝혀진 것에 지나지 않고 현재 또한 매일 진행되고 있는 문제이기 때문에 설사 지금 가장 새로운 사실을 기술하여도 그것은 곧 고쳐 써야만 될 것이 명백하고[이미 집필 중에 재판은 결심을 맞이하고 고쇼노우라(御所浦)의 환자가 새롭게 미나마타병으로 인정되었다], 둘째, 미나마타병은 너무나도 거대하여 내 힘에 부칠 것이라고 느꼈기 때문이다.

　또한, 나 자신이 현재 격렬하게 움직이고 있는 미나마타병 문제의 와중에 있고 또한 의사로서의 나를 필요로 하는 사람들이 많이 있다는 것을 생각할 때 솔직하게 말하자면 책을 쓰는 시간이 아깝다고도 생각하였다. 내가 할 수 있는 일이라고는 환자를 진찰하는 것밖에 재주가 없으므로, 책을 쓰거나 강연을 하는 등 그런 것만 하는 미나마타병 문제의 소위 대가가 되어 버려 미나마타에 가지 못하게 되고 환자를 진찰하지 못하게 된다면 이미 내가 아니라고도 생각하였다.

　게다가 나로서는 이시무레 미치코(石牟礼道子) 씨와 같은 감동적인 문장도 쓸 수 없고, 우이 준(宇井純) 씨같이 명확한 자료 분석과 이론 전개도 할 수 없다. 기껏해야 내가 할 수 있는 것은 환자의 실태를 통하여 의학을 이야기하는 것밖에 없다. 미나마타병은 우리들에게 의학의 존재 이유도 묻고 있어 그것에 대답할 수밖에 없다. 그러나 그 일은 나 자신을 다시 고발하는 것으로도 이어지는 괴로운 작업이라는 것도 부정할 수 없다.

　이것저것 망설이고 있는 사이에 1년이 지나고 말았다. 그래도 결과적으로 집필을 시작한 것은 미나마타에서 배운 교훈 – 그것은 실로 많은 값비싼 희생 위에서 배운 것이었다 - 을 오늘날 되살려내지 못하고 있다는 슬픈 결론에 도달하였기 때문이다. 카네미 유증, 모리나가(森永) 비소 우유 중독, 토로쿠(土呂久)병(미야자키 현), 욧카이치(四日市) 시(市) 천식, 이타이이타이병, 스몬병(SMON: subacute myelo-optico-neuropathy 아급성 척수 시신경장애 - 역자 주) 등, 들자면 끝이 없는 많은 병과 미나마타병과는 그 발생과 대책, 실태에 있어서 정말 많은 공통점이 있는 것이다.

미나마타병 연구성과를 소중히 하고 행정도, 기업도, 의학도 미나마타병의 과오를 절대 되풀이해서는 안 된다. 특히 의학에 있어서 기존의 좁은 고정적 개념으로 눈앞에 있는 귀중한 사실을 부정해 버리는 일은 있어서는 안 된다. 또 "의학의 개념에는 목적의식이 있어서는 안 된다"라는 사고는 환상에 지나지 않았고, 오히려 이와 같은 경우 실태 파악과 환자 구제라고 하는 명확한 목적의식을 가진 개념을 세워 나가지 않으면 안 된다. 의학의 입장으로서 공정 중립은 있을 수 없다고 생각한다.

원고를 마치면서, 유감스럽게도 그러한 처음의 취지가 충분히 살려졌는지 어쩐지 자신이 없다(그것은 독자에게 판단을 미루는 수밖에 없지만). 특히 미나마타병의 방대한 문제를 의학의 문제로 내용을 압축시키지 않으면 안 되었던 것은 당연하다면 당연하겠지만 그래도 마음에 걸린다. 이러한 나의 부족한 부분은 누군가가 다시 써주길 바라며, 독자에게는 권말의 참고문헌도 같이 읽어서 보충해 주시면 좋을 것 같다.

쿠마모토 의대 미나마타병 연구반편『미나마타병 - 유기수은 중독에 관한 연구』와 우이 준(宇井純) 씨의『공해의 정치학』, 미나마타병 연구회편『미나마타병에 대한 기업의 책임』등 뛰어난 연구의 축적이 없었다면 나의 이 조그마한 일도 불가능하였을 것이다. 또한 임상의학의 엄격함과 환자의 생활 속에서야말로 병의 본 모습이 있다고 하는 교훈과 진찰 기술을 가르쳐주신 은사이신 타테츠(立津) 교수, 협력해 주신 신경정신과 교실의 모두에게 감사드리고 싶다. 그리고 또 환자와 그 가족, 미나마타병

시민회의, 미나마타병 소송 변호단, 마나마타병 연구회, 미나마타병을 고발하는 모임, 공해를 없애는 현민회의, 공해를 없애는 현민회의 의사단, 학생 등 많은 따뜻한 지원에 힘입어 이 책을 썼다. 이 많은 분들에게 감사함과 동시에 지금부터도 이 분들에게서 배우고 이 분들과의 마음의 교류를 소중하게 해나가고 싶다.

마지막으로, 귀중한 사진을 제공해 주신 시오타 타케시(塩田武史) 씨, 헌신적인 원조를 해주신 이와나미(岩波)서점의 타바타 사치코(田畑佐和子) 씨에게, 또 집을 비우기 일쑤인 나의 불규칙한 생활을 지켜봐준 아내와 두 딸에게 깊이 감사한다.

1972년 10월
저자

　『미나마타병』은 1972년 처음 발행된 이후로, 지금까지 35년간 꾸준히 40번 이상 인쇄된, 아직도 많은 사람들이 읽고 있는 책이다.

　이 책을 읽으면서 나는 단숨에 1980년대 말의 구로의원 시절로 돌아갔다. 나는 의대를 졸업하고 가정의학을 전공한 후 구로의원에서 근무하면서 직업병 문제와 나름대로 씨름하고 있었다. 미증유의 원진레이온 이황화탄소 중독, 유기용제 중독, 수은 중독 등 다양한 직업병 사건을 겪으면서 3년이 채 못 되는 시간이 훌쩍 지나가 버렸다. 나는 재충전도 하고, 산업의학을 제대로 공부하기 위하여 일본 유학을 생각하게 되었고, 책에서만 본 하라다 선생님의 소개로 쿠마모토 대학에 유학하게 되었다.

　일본에서 5년간 유학하면서, 납 중독으로 박사학위를 쓰는 한편으로, 미나마타에 가서 미나마타병 환자도 보고, 하라다 선생님의 미나마타병 강의도 들었다. 그래서 내 딴에는 미나마타병에 대하여 꽤 알고 있다고 생각하였는데, 이 책은 또 다른 측면에서 새로운 감동을 주었다.

　우선, 미나마타병과 함께 정말 치열하게 살아오신 하라다 선생님의 모습이 ─ 청년 하라다의 모습이 ─ 너무도 생생하게 전해져 왔다. 또한, 직업병이나 환경 문제를 의학적인 관점뿐만 아니라 사회적인 관점에서도 어떻게 보아야 할 것인가를 미나마타병의 체험을 통해 우리에게 생생하게 가르쳐 주고 있다. 또 이 책이야말로 직업병·환경병에 대한 살아 있는 의학 교과서라고 생각한다. 마지막으로, 이 책은 의학적인 문제를 다루면서도 전혀 지루하지 않아 단숨에 끝까지 읽어갈 정도로 생동적이고 재미있다.

　산업보건이나 환경 문제에 관심이 있는 사람들에게 일독을 권한다.

▌지은이

하라다 마사즈미(原田正純)

1934년 카고시마(鹿児島) 현에서 출생

1964년 쿠마모토(熊本) 대학 대학원 의학연구과 수료, 의학박사

쿠마모토 대학 신경정신과 강사, 쿠마모토 대학 체질의학연구소 조교수를 거쳐

1999년부터 쿠마모토 가쿠엔(学園) 대학 사회복지학부 교수

태아성 미나마타병, 미이케(三池) 일산화탄소 중독, 토로쿠(土呂久) 비소 중독, 카네미(カネミ)유증(油症) 등 사회의학적 연구를 하였으며, 베트남에서의 고엽제의 영향 및 중국·인도·타이 등의 비소 중독, 캐나다·브라질·중국·아프리카 등의 수은 오염 등 세계 각지를 조사

저서: 『水俣病』(岩波新書), 『水俣の赤い海』(フレーベル館), 『水俣が映す世界』, 『炭坑(やま)の灯は消えても』, 『炭じん爆発』(日本評論社), 『慢性水俣病』, 『病像論とは何か』, 『水俣病と世界の水銀汚染』, 『胎児からのメッセージ』(実教出版), 『人体と環境 公害論』(世界書院), 『金と水銀』(講談社), 『命の旅 水俣学への模索』(東京新聞社), 『検証 環境ホルモン』(青木書店), 『水俣学研究序説』(共編著 藤原書店) 외 다수 있음

수상: 일본정신신경학회상, UNEP 글로벌 500상, 大佛次郎賞, 熊日문학상, 古川英治 문화상, 熊日상, 아시아태평양 환경상, 久保의료문화상 등 수상

2004년, 제1기 『水俣学講義』이 熊日출판문화상 수상

▌옮긴이

김양호

1956년 출생

1981년 서울의대 졸업

1984년 가정의학 전공의 수료

1989년 서울대 보건대학원 졸업(환경보건 전공)

1987-1989년 구로의원 근무

1990-1995년 쿠마모토 의대 의학박사(납 중독 전공)

1996년 산업의학전문의 취득

1995-1999년 산업안전보건연구원 수석 연구원

1999- 현재 울산의대 울산대병원 산업의학과 교수

전공: 산업 중독학, 특히 망간 중독 관련 논문 다수 있음

이메일: yanghokm@ulsan.ac.kr

미나마타병

ⓒ 김양호, 2006

지은이 | 하라다 마사즈미
옮긴이 | 김양호
펴낸이 | 김종수
펴낸곳 | 도서출판 한울

편집책임 | 안광은

초판 1쇄 인쇄 | 2006년 7월 7일
초판 1쇄 발행 | 2006년 7월 15일

주소 | 413-832 파주시 교하읍 문발리 507-2(본사)
      121-801 서울시 마포구 공덕동 105-90 서울빌딩 3층(서울 사무소)
전화 | 영업 02-326-0095, 편집 02-336-6183
팩스 | 02-333-7543
홈페이지 | www.hanulbooks.co.kr
등록 | 1980년 3월 13일, 제406-2003-051호

Printed in Korea.
ISBN 89-460-3542-0 93510

* 책값은 겉표지에 있습니다.